C.H.BECK  WISSEN

in der Beck'schen Reihe
2093

W0180492

Die Homöopathie erfreut sich bereits seit vielen Jahren eines stetig wachsenden Interesses nicht nur unter den Patienten, auch immer mehr Mediziner wenden sich der homöopathischen Heilkunde zu und suchen sie zum Bestandteil ihres Therapieangebotes werden zu lassen. Trotz der sich darin allgemein äußernden Akzeptanz der Homöopathie ist jedoch nicht zu verkennen, daß der Streit zwischen ihren Anhängern und Gegnern mit ungebrochener Heftigkeit geführt wird.

Dieses Buch ist keine Anleitung zur homöopathischen Selbstbehandlung, sondern erläutert die zentralen Grundlagen der Homöopathie und ihre historische Entwicklung. Es erklärt Anwendungsgebiete, Chancen und Grenzen ihres Therapiekonzeptes, stellt die wesentlichen Unterschiede zu den Positionen der sogenannten Schulmedizin dar und vermittelt damit einen umfassenden Überblick über eine der beliebtesten wie auch umstrittensten Behandlungsformen unserer Zeit.

Dr. med. *Klaus-Henning Gypser* ist Arzt mit eigener Praxis in Rheinland-Pfalz und ehemaliger Lehrbeauftrager für Homöopathie am Fachbereich Humanmedizin der Universität Gießen. Neben seiner umfangreichen nationalen und internationalen Lehrtätigkeit im Rahmen der ärztlichen Weiterbildung schuf er sich durch zahlreiche Buch- und Zeitschriftenpublikationen einen Namen.

Klaus-Henning Gypser

# HOMÖOPATHIE

Grundlagen und Praxis

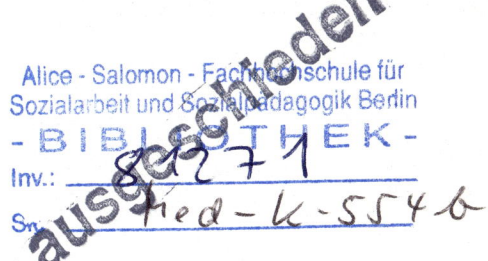

Verlag C.H. Beck

Mit 7 Abbildungen

*Für Heike*

Die Deutsche Bibliothek – CIP-Einheitsaufnahme

*Gypser, Klaus-Henning:*
Homöopathie : Grundlagen und Praxis / Klaus-Henning
Gypser. – Orig.-Ausg. – München : Beck, 1998
  (C. H. Beck Wissen in der Beck'schen Reihe, Band 2093)
  ISBN 3 406 44093 2

Originalausgabe
ISBN 3 406 44093 2

Umschlagentwurf von Uwe Göbel, München
© C. H. Beck'sche Verlagsbuchhandlung (Oscar Beck), München 1998
Gesamtherstellung: C. H. Beck'sche Buchdruckerei, Nördlingen
Gedruckt auf säurefreiem, alterungsbeständigem Papier
(hergestellt aus chlorfrei gebleichtem Zellstoff)
Printed in Germany

# Inhalt

# I. Einführung

Die Homöopathie, deren 200jähriges Bestehen 1996 weltweit gefeiert wurde, war von jeher einem wechselvollen Schicksal zwischen den Extremen höchster Verehrung und tiefster Ablehnung unterworfen. Dabei blieb die Sache selbst, nämlich hinreichendes Verständnis und angemessene Erörterung ihrer Grundprinzipien und Möglichkeiten, nicht selten auf der Strecke. So begnügten sich einerseits homöopathische Ärzte oft mit dem Hinweis auf ihre erfolgreiche Praxis und übersahen dabei die Notwendigkeit, einer vom naturwissenschaftlichen Denken zumeist ungesehen beherrschten Welt den fundamental anderen Ansatz ihrer Therapiemethode deutlich zu machen. Andererseits erschwerten Vertreter der Naturwissenschaft, die sich allein im Besitz allen sicheren Wissens glaubten und jegliche andere Sichtweise der Welt und ihrer Menschen des Irrationalismus verdächtigten, eine fruchtbare Auseinandersetzung erheblich. Hier beiden Seiten wenigstens im groben Umriß zu zeigen, wo sie eigentlich stehen, gehört mit zu den Anliegen dieser Schrift.

Infolgedessen nimmt auch die Darstellung der Grundlagen der Homöopathie und der sich als Naturwissenschaft verstehenden herrschenden Universitätsmedizin den meisten Raum ein. Um jedoch nicht gänzlich im weniger Anschaulichen zu verweilen, wird im weiteren Verlauf patientenbezogen die Vorgehensweise des homöopathischen Arztes gezeigt. Dies kann allerdings nicht so weit reichen, daß daraus eine regelrechte Ausbildung oder gar eine ohnehin fragwürdige Anleitung zur Selbstbehandlung resultieren.

Die Entdeckung der Homöopathie fiel in die Lebzeiten von Goethe, Schiller, Hölderlin, Beethoven, Kant und Hegel, der ihr sogar eine Passage seiner „Naturphilosophie" widmete. Gegen Mitte des vergangenen Jahrhunderts befanden sich homöopathische Leibärzte in den Diensten von nicht weniger als 22 gekrönten Häuptern. Als prominentestes Beispiel kann das englische Königshaus gelten, das diese Tradition bis heute fortsetzt. Die Großen der Welt aus den verschiedensten Bereichen standen in homöopathischer Behandlung wie etwa die Rothschilds oder N. Paganini, J. D. Rockefeller oder J. Krishnamurty. Zu ihren Fürsprechern zählten Gandhi ebenso wie Napoleon, der sie, auf Elba homöopathisch geheilt, als „die wesentlichste Entdeckung seit der Erfindung der Buchdruckerkunst" bezeichnete. (Baumann 1857.15)

Aus diesen wenigen Angaben, die sich mühelos vermehren ließen, ist schon zu ersehen, daß es sich mit der Homöopathie nicht um eine der vielen kommenden und gehenden Moden der Medizin handelt, sondern um eine Heilweise, die der Möglichkeit menschlichen Heilens überhaupt auf den Grund gegangen sein muß und somit zu Recht eine freilich noch längst nicht voll erkannte Sonderstellung innehat.

Die Homöopathie ist im übrigen keine eigenständige Medizin, sondern sie nimmt einen Platz in deren Reihen ein. So zielt ihre landläufige Einordnung als Alternativmedizin an der Sache vorbei, denn sie verfügt beispielsweise über keine eigene Anatomie, Hygiene oder Chirurgie. Sie könnte allenfalls als Alternativtherapie bezeichnet werden, wenn man das dominante naturwissenschaftlich-empirische Behandlungsverfahren als maßgeblichen Bezugspunkt wählt.

Es bleibt zu hoffen, mit diesem knappen Abriß zum Verständnis einer wahrhaft humanen Behandlungsmethode, das hier keine medizinischen Kenntnisse erfordert und dem das anhängende Glossar entgegenkommen soll, beitragen zu können. Dabei wird eine unvoreingenommene Geisteshaltung die Auffassung der in diesem Buch erläuterten Sachverhalte beträchtlich erleichtern. Echte, d. h. sachbezogene Kritik, in der sich der Kritiker als jemand ausweist, der die Sache verstanden hat, ist natürlich stets willkommen. Diesbezüglich scheint der Hinweis angebracht, die mahnenden Zeilen Goethes zu beherzigen:

„Daran erkenn' ich die gelehrten Herrn!
Was ihr nicht tastet, steht euch meilenfern;
Was ihr nicht faßt, das fehlt euch ganz und gar;

Was ihr nicht rechnet, glaubt ihr, sei nicht wahr;
Was ihr nicht wägt, hat für euch kein Gewicht;
Was ihr nicht münzt, das meint ihr, gelte nicht!"

Auf weiten Strecken der Manuskriptentstehung war Herr Prof. Dr. E. Fräntzki/Aachen ein unersetzlicher Ansprechpartner. Für seine vielfältigen Ratschläge sei ihm an dieser Stelle besonders gedankt. Die Herren Dr. Dr. T. Helf/Andernach, Dr. M. Schindler/Niederfischbach sowie Prof. Dr. Dr. H. Schott/ Bonn leisteten während eines gemeinsamen Gesprächsnachmittags dankenswerte Beiträge zum Grundlagenteil. Überlegungen zur Grundposition der Naturwissenschaft sind auch Herrn Klaus Graebig/Berlin zu verdanken. Dem Verlag gebührt Dank für die angenehme Zusammenarbeit und hier vor allem Herrn Dr. S. Meyer für seine Geduld, mit der er der Manuskriptabgabe entgegensah.

*Glees, im Frühjahr 1998*     *Dr. med. Klaus-Henning Gypser*

# II. Grundlagen der Homöopathie

## A. Hahnemann und die Entdeckung des Simileprinzips

### 1. Samuel Hahnemann, Begründer der Homöopathie

Die Homöopathie nimmt ihren Anfang mit dem sächsischen Arzt Samuel Hahnemann (1755–1843). Schon bevor er der Welt sein neues Heilungsverfahren bekanntgab, genoß er als fast 20 Jahre praktizierender und wissenschaftliche Abhandlungen verfassender Arzt Ansehen in Fachkreisen. So hatte er von 1777 an fremdsprachige Texte ins Deutsche übersetzt und diesen ab 1782 selbständige Schriften folgen lassen, z. B. „Ueber ein katarrhalisches Faulfieber" (1782), „Anleitung alte Schäden und faule Geschwüre gründlich zu heilen" (1784) und „Ueber die Arsenikvergiftung" (1786). Die Veröffentlichungen waren dabei nicht nur medizinischen Themen, sondern auch chemisch-pharmazeutischen gewidmet: „Ueber die Schwierigkeit der Minerallaugensalzbereitung durch Potasche und Kochsalz" (1787), „Genauere Bereitungsart des auflöslichen Quecksilbers" (1789), „Hahnemanns verbesserte Weinprobe" (1795) usw. Bis zu seinem Lebensende hatten sich seine Übersetzungen, Bearbeitungen und eigenen Werke auf etwa 27 000 Druckseiten summiert.

Demgemäß wandte sich 1796 ein in Praxis und Forschung versierter Arzt an die Kollegenschaft, als sein die Homöopathie begründender Beitrag „Versuch über ein neues Prinzip zur Auffindung der Heilkräfte der Arzneisubstanzen, nebst einigen Blicken auf die bisherigen" in C. W. von Hufelands (1762–1836) „Journal der practischen Arzneykunde" erschien. Damit vollzog Hahnemann die grundsätzliche Wende in der abendländischen Arzneitherapie (einschließlich des Krankheits- und Wissenschaftsverständnisses der Medizin) und stellte sie auf einen völlig neuen Boden, der ohne Vorläuferschaft ist. Zwar finden sich bereits im Corpus Hippocraticum (ca. 500 v. Chr.– 100 n. Chr.), bei Paracelsus (1493–1541), A. von Stoerck (1731–1803) u. a. vage Ahnungen des zentralen Heilungsprin-

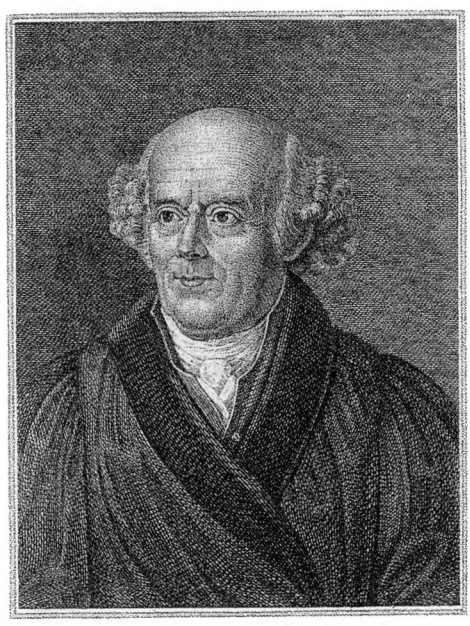

Abb. 1: Samuel Hahnemann (1755–1843), Begründer der Homöopathie.

zips der Homöopathie, aber allen blieb das Entscheidende
verborgen: nämlich die ohne Theoriebildung rein phänomen-
orientierte Krankenbehandlung in Bindung an Gesetzmäßigkeiten auf dem Boden einer im vorhinein wißbaren Heilung,
so daß die Genesung nicht länger Zufall sei. Daher konnte
denn auch Hahnemann sagen: „So nahe war man zuweilen
der großen Wahrheit! Aber man ließ es bei einem flüchtigen
Gedanken bewenden, und so blieb die so unentbehrliche Um-
änderung der uralten ärztlichen Krankheitsbehandlung [...] in
eine ächte, wahre und gewisse Heilkunst, bis auf unsere Zeiten unausgeführt.“ (ORG VI, S. 62)

Worin besteht nun das Anliegen der Homöopathie, die
Hahnemann begrifflich erstmals 1807 in folgender Weise faßte? „[...] die Homöopathie [...] lehrt, wie man [...] mit voraus zu bestimmender Gewißheit, Krankheiten schnell, sanft

und dauerhaft in Gesundheit verwandeln könne." (RA III, S. 100) D.h. mit der Homöopathie ist dem Arzt (unter Beachtung ihres Indikationsbereichs) ein Verfahren an die Hand gegeben, mittels dessen er für den jeweiligen kranken Menschen mit seiner ihm eigenen Beschwerdelage *im voraus* eindeutig die passende, also die bei heilbaren Erkrankungen *sicher* helfende Arznei bestimmen kann. Bei ihrer korrekten Anwendung erfolgt dauerhafte Genesung auf dem schnellstmöglichen Weg und ohne Nebenerscheinungen.

Zum besseren Verständnis sei hinzugefügt, daß Hahnemann in einer Zeit lebte, in der die Ärzteschaft die Behandlung mittels Arzneien als ihre wesentliche Aufgabe betrachtete. Chirurgische Maßnahmen ruhten vornehmlich in den Händen von Wundärzten, Badern und Barbieren und waren eines echten Arztes eher unwürdig, wenngleich sich ab 1731 infolge der Gründung der „Académie Royal de Chirurgie" (Paris) eine allerdings langsam voranschreitende Änderung dieses Sachverhalts abzeichnete. Dementsprechend ist auch Hahnemanns Definition des Grundanliegens der Homöopathie zu verstehen. Sie ist für die „eigentlichen" und – wie noch näher darzulegen sein wird – „natürlichen" heilbaren Krankheiten, die sich als solche in einer Symptomatik äußern, zuständig, nicht aber für Folgen äußerer Einwirkungen wie für Verletzungen, Knochenbrüche oder verfehlte allopathische Maßnahmen. (vgl. Kap. III.4)

## 2. *Die Medizin zur Zeit Hahnemanns*

Wenn durch die Medizin des 18. Jahrhunderts ein Stand erreicht worden wäre, der Kranken mit einiger Sicherheit Heilung oder zumindest Linderung ihrer Beschwerden gewährleistet hätte, wäre ein fundamentaler therapeutischer Neubeginn ohne Boden gewesen. Um einigermaßen nachvollziehen zu können, welche Verhältnisse, d.h., welche geringen Möglichkeiten einer menschengerechten Krankenbehandlung bestanden und Hahnemann deshalb nach anderen Wegen suchen ließen, ist ein kurzer Abriß der Medizin seiner Zeit unumgänglich. Zunächst erfolgt er aus der Sicht der heutigen Medizingeschichtsschreibung, später aus derjenigen Hahnemanns, der unmittelbarer die Zustände wiedergeben konnte.

Allgemein wird diese Epoche, in der Kritik geübt, bisher Für-wahr-Gehaltenes zerstört und durch Neues, offensichtlich Vernünftigeres ersetzt wurde, mithin die Zeit der Aufklärung, als fruchtbar für die Medizin angesehen. Als unmittelbare Ergebnisse sind die Einstufung der Geistesgestörten als Kranke und der veränderte Umgang mit ihnen, gefördert vor allem durch P. Pinel (1745–1826), das wachsende Interesse an einer Verbesserung der Lebensbedingungen für Kinder, Blinde und Taubstumme, die Zuwendung zur öffentlichen Gesundheitspflege sowie Neuerungen in bezug auf Hygiene, Kleidung, Ernährung, Heizung und Belüftung zu nennen. Auch hierzu leistete Hahnemann übrigens Beiträge durch die „Abhandlung über die Vorurtheile gegen die Steinkohlenfeuerung" (1787) sowie durch die Bearbeitung des „Handbuchs für Mütter" (1796) von J.-J. Rousseau (1712–1778). Daneben hatte Hahnemann bereits 1792, also zwei Jahre vor Pinel, in Georgenthal eine eigene Anstalt zur humanen Behandlung von Geisteskranken eröffnet.

Unter W. Cullen (1710–1790) und seinen Arbeiten auf dem Gebiet der Neuropathologie sowie A. Monro I. (1697–1767), der den Anatomieunterricht revidierte, wurde Edinburgh eines der beiden neuen Zentren der Medizin. Das andere entstand unter G. van Swieten (1700–1772), A. de Haen (1704–1764) und A. von Stoerck in Wien, wo man den Schwerpunkt auf den Unterricht am Krankenbett setzte.

An bedeutenden Einzelleistungen sind die Beschreibungen der Angina pectoris sowie der Windpocken durch W. Heberden (1710–1801) erwähnenswert, ferner die physiologischen Experimente A. von Hallers (1708–1777), mit denen er die wesentlichen Eigenschaften der Nerven (Empfindungsleitung) und der Muskeln (Reizbarkeit) nachwies. L. Spallanzani (1729–1799) demonstrierte, daß bei der Verdauung chemische Prozesse die Hauptrolle spielen. Von A. L. Lavoisier (1743–1794) wurde auf die wesentliche Funktion der Atmung (Aufnahme von

Sauerstoff und Abgabe von Kohlendioxid) aufmerksam gemacht. 1796 entdeckte E. Jenner (1749–1823) zufällig die Pokkenverhütung durch Impfen mit Kuhpockenlymphe. L. Galvani (1737–1798) und A. Volta (1745–1827) zeigten den Ablauf elektrischer Vorgänge im Nerven- und Muskelgewebe. Die wohl folgenschwerste Neuerung allerdings geht auf G. B. Morgagni (1682–1771) zurück, der mit seinem 1761 veröffentlichten Werk „Über Sitz und Ursache der Krankheiten" die Verlagerung des Interesses am Gesamtzustand des Kranken zugunsten einer Betonung der lokalen Veränderungen einleitete und damit die Organpathologie begründete.

Des weiteren bildeten sich verschiedene Spezialdisziplinen heraus, wie etwa die Zahnheilkunde durch eine 1728 erschienene umfangreiche Abhandlung des Franzosen P. Fauchard (1680–1761), die sich ausschließlich diesem Gebiet widmete. Die Orthopädie verdankte 1741 ihre Einführung N. Andry (1658–1742), und die Gynäkologie entwickelte sich durch Eröffnung vereinzelter Entbindungsanstalten weiter.

In puncto Diagnostik ist die Perkussion (Abklopfen von Leibeshöhlen auf Schallunterschiede) bedeutsam, auf die J. L. von Auenbrugger (1722–1809) im Jahr 1761 stieß. Auch breitete sich die Messung der Körpertemperatur aus, gehörte aber ähnlich wie andere Entdeckungen auf Jahrzehnte hinaus noch nicht zum ärztlichen Allgemeingut.

Daneben kam es zur Bildung medizinischer Systeme, deren vordringlichstes Anliegen nicht unbedingt in der Behandlung Kranker bestand, sondern vielmehr in der Erklärung von Körpervorgängen. So postulierte G. E. Stahl (1660–1734) eine „empfindende Seele" (Anima), die den gesamten menschlichen Körper durchdringe und dessen Spontanzersetzung verhindere. Abweichend von diesen Vorstellungen faßte F. Hoffmann (1660–1742) den Menschen als Art Maschine auf, in der hydraulische Abläufe stattfinden sollten. Völlig verschieden war das System, das C. von Linné (1707–1778) aufzustellen versuchte. In Anlehnung an Botanik und Zoologie bemühte er sich nämlich um eine Klassifizierung der Krankheiten, die jedoch mißglückte.

Wie aber war es um die Therapie, dem zentralen Anliegen der Medizin, von dem Hahnemann schrieb, „Des Arztes höchster und einziger Beruf ist, kranke Menschen gesund zu machen" (ORG VI, § 1), bestellt? Diesbezüglich stößt man auf verschiedene Ansätze, z. B. auf die ab 1743 von J. G. Krüger (1715–1759) angewandte Elektrotherapie, die besonders bei Lähmungen zum Einsatz gelangte, oder die ab 1765 durch F. W. Klärich (1721–1780) vorwiegend gegen Zahnschmerzen empfohlene Magnetbehandlung. Umfassender als die vorangegangenen Bemühungen war die Hypothese von J. Brown (1735–1788), der den Grund aller Leiden in Übermaß („Sthenie") oder Mangel („Asthenie") an Reiz und Erregbarkeit sah. Dementsprechend hatte der Arzt nur das Ausmaß des Erregungszustands zu bestimmen und mit schwächenden oder stärkenden Mitteln zu behandeln. Von ganz anderer Art war das Therapiekonzept F. A. Mesmers (1734–1815), demzufolge Krankheit als Stauung im Organismus angesehen und mittels des „animalischen Magnetismus", d.h. „mesmerischer Striche", bei denen sich eine kosmische Kraft, Fluidum genannt, vom Behandler auf den Patienten übertragen soll, behoben wurde. Dieses 1774 begründete Verfahren fand bald europaweit Verbreitung. Die wesentlichen Stützen der Therapie aber bestanden aus Aderlaß, Brech-, Abführ- und harntreibenden Mitteln, d.h. Maßnahmen der hippokratischen Humoralpathologie, sowie einer ausufernden empirisch-spekulativen Arzneimittellehre, deren Zustand in solchem Ausmaß desolat war, daß fast jede Arznei mutmaßlich bei allen Krankheitszuständen helfen sollte. Darüber hinaus wurden die in ihren tatsächlichen Indikationen weitgehend unbekannten Arzneien vielfältig gemischt und so den Hilfesuchenden verabreicht. Neben dem unbestreitbaren Zuwachs auch an naturwissenschaftlichem Wissen, den die Medizin des 18. Jahrhunderts zustande brachte, waren die Behandlungsmöglichkeiten im einzelnen Krankheitsfall in einem beklagenswerten Zustand. Zwar wurden oft zahlreiche therapeutische Maßnahmen gleichzeitig ergriffen, aber ihre Effizienz war gering. Ein glücklicher Ausgang der Krankheit war daher eher dem Zufall als dem ärztlichen Handeln zu verdanken. Eine Therapie, die gegründet auf Gesetzmäßigkeiten Krankheiten zuverlässig heilen konnte, gab es nicht.

### 3. Die Notwendigkeit eines arzneitherapeutischen Neubeginns

„Nach Entdeckung der Schwäche und Misgriffe meiner Lehrer und meiner Bücher sank ich in einen Zustand von trübsinniger Indignation, die mir das Studium der Arzneikunde beinahe völlig verleidet hätte. Ich war im Begriff zu glauben, die ganze Kunst sey nichtig und einer Verbesserung unfähig." (KMS II, S. 247) So äußerte sich Hahnemann, nachdem er infolge eigener, jahrelanger Ausschöpfung der therapeutischen Maßnahmen seiner Epoche die Praxis vorübergehend aufgegeben und damit Abstand von der zeitgenössischen Medizin gewonnen hatte. Er befaßte sich nun kritisch mit den Erbauern von Systemen, die beispielsweise eine Art Fäulnis als Ursache aller Krankheiten ansahen und dagegen für fäulniswidrig gehaltene Medikamente verordneten. (KMS I, S. 108) In längeren Passagen führte er den Brownianismus ad absurdum (KMS I, S. 118–125) oder prangerte die Humoralpathologen an, die als Grund aller Übel eine fehlerhafte Zusammensetzung der Körperflüssigkeiten annahmen und sich bemühten, die schädlichen Substanzen zu entfernen. (KMS I, S. 108–111) Die Ergebnisse blieben, nach welcher Autorität auch therapiert wurde, im großen und ganzen gleich. „Da stirbt alles, wenn man so sagen darf, was sterben will, ohne sich an Galen, Boerhaave oder Brown zu kehren, und bloß was zum Tode nicht reif war, kommt davon. Da trägt man Krankenwärter und Aerzte, Apotheker und Wundärzte zu Grabe" (KMS II, S. 250), resümiert Hahnemann etwa für die Behandlung von Epidemien. Bei chronischen Krankheiten sah es nicht anders aus, nur daß die Fülle der aufgebotenen Hilfsmittel beträchtlich erweitert wurde, z. B. um Kuraufenthalte, Chinarinde zur vermeintlichen Stärkung des Verdauungstrakts, Kräuterextrakte zur Blutreinigung und Anwendung der Elektrizität. Besonders bemängelte Hahnemann die großen Arzneidosen, die zu unerwünschten Nebenwirkungen führten und das ursprüngliche Leiden nicht selten durch ein anderes, schwereres ersetzten, sowie die verbreitete Sitte, Arzneigemische zu verordnen: „Je zusammengesetzter unsre Recepte sind, desto finstrer wird es in der Arzneikunde" (KMS I, S. 14), bemerkte er, dem klar vor Augen stand, wie verschwindend wenig über das tatsächliche Heilvermögen einzelner Arzneien bekannt war. Wie hätte man dann erst wissen können, wie sich Gemische verhielten?

Bedenklich schien ihm dabei vor allem das bisherige Vorgehen, Kenntnisse über die Kräfte der jeweiligen Arzneien zu sammeln. So wurden Chemie, Tierversuche, Signaturen, botanische Verwandtschaften oder die therapeutische Erprobung an Kranken bemüht, aber alle diese Wege entbehrten hinreichender Zuverlässigkeit. (KMS I, S. 135–146)

Die Klage Hahnemanns über die düsteren therapeutischen Aussichten verstärkten sich noch, als er in seiner Position als Familienvater direkt betroffen war: „Aber ich bekam Kinder, mehrere Kinder, und da fielen dann nach und nach schwere Krankheiten vor, die, weil sie meine Kinder [...] quälten und in Gefahr setzten, mir es hinwiederum zu einem (noch empfindlichern) Gewissensskrupel machten, daß ich ihnen nicht mit einiger Zuverlässigkeit sollte Hülfe schaffen können." (KMS I, S. 80) Hier finden sich bereits die ersten Anzeichen, welch grundsätzlichen Anspruch er an eine Arzneitherapie stellte, die diesen Namen wirklich verdiente, nämlich denjenigen einer *verläßlichen Heilung*, deren Eintreten *im voraus* wißbar zu sein hatte. Die Arzneiwahl für den jeweiligen Kranken mußte in einer Weise erfolgen, daß das Ergebnis der Behandlung – Heilung des Kranken – nicht nur bereits vor Anwendung der Arznei vermutet, sondern zweifelsfrei *gewußt* werden konnte. Man mußte auf eine bei korrekt ausgesuchter Arznei unfehlbar eintreffende Heilung einer heilbaren Krankheit rechnen können.

„Aber! wo Hülfe, *gewisse, sichre* Hülfe hernehmen, bei unsrer bloß auf vagen Beobachtungen, oft bloß auf muthmaßlichen Meinungen beruhenden Lehre von den Kräften der Arzneimittel und bei der unzähligen Menge willkürlicher

Krankheits-Ansichten in unsern Pathologien?", fragte Hahnemann. (KMS I, S. 80) In der zeitgenössischen Medizin und ihrem spekulativen Arzneischatz ließ sich die ihm vorschweben-
de therapeutische Sicherheit nicht finden. Er mußte, um sie zu
verwirklichen, zunächst die Arzneien auf ihr tatsächliches
Heilungsvermögen untersuchen.

## 4. Die Entdeckung des Simileprinzips

„Nächst der Kenntniss des Heil-Objects [...] kann es für den
ausübenden Arzt keine nöthigere Kenntniss geben als die der
*Heilwerkzeuge*, nämlich zu wissen, was jede der Arzneien ganz
gewiss heilen könne. Diess zu erforschen und den Weg aus-
findig zu machen, auf welchem man sicher zum Ziele dieser
Kenntnis gelangen könne, darum hat man sich nun 2300 Jahre gemühet. Aber vergeblich. Man ist durch alle Anstrengun-
gen um keinen Schritt näher gekommen." (RA III, S. 11)

„Wie könntest du nun wohl [...] den Arzneien abmerken,
für welche Krankheitszustände sie geschaffen sind?" (KMS I,
S. 82) Diese Frage stellte sich Hahnemann anläßlich der Über-
setzung der Cullenschen Arzneimittellehre in den Jahren
1789–1790. Im Abschnitt über die Chinarinde führte der Verfasser deren heilende Eigenschaft bei Wechselfiebern auf ihre
magenstärkende Kraft zurück, was Hahnemann bezweifelte
und ihn zu folgendem Selbstversuch anregte: „Ich nahm des
Versuchs halber etliche Tage zweimahl täglich jedesmahl vier
Quentchen gute China ein; die Füse, die Fingerspitzen u. s. w.
wurden mir erst kalt, ich ward matt und schläfrig, dann fing
mir das Herz an zu klopfen, mein Puls ward hart und ge-
schwind; eine unleidliche Aengstlichkeit, ein Zittern (aber ohne Schauder), eine Abgeschlagenheit durch alle Glieder; dann
Klopfen im Kopfe, Röthe der Wangen, Durst, kurz alle mir
sonst beim Wechselfieber gewöhnlichen Symptomen erschienen nach einander, doch ohne eigentlichen Fieberschauder.
Mit kurzem: auch die mir bei Wechselfiebern gewöhnlichen
besonders charakteristischen Symptomen, die Stumpfheit der
Sinne, die Art von Steifigkeit in allen Gelenken, besonders

aber die taube, widrige Empfindung, welche in dem Periosti-
um über allen Knochen des ganzen Körpers ihren Sitz zu haben scheint – alle erschienen. Dieser Paroxysm dauerte zwei
bis drei Stunden jedesmahl, und erneuerte sich, wenn ich diese
Gabe wiederholte, sonst nicht. Ich hörte auf, und ich war gesund." (Cullen, S. 108–109)

Damit war nicht nur die vorurteilslose Untersuchung von
Arzneien in Hinblick auf ihre das gesunde menschliche Befinden verändernden Eigenschaften geboren, sondern – und in
gewisser Weise zufällig (durch einfache Beobachtung) – auch
ein *grundsätzlich neues Prinzip* zur Heilung von Krankheiten
entdeckt. Ein Patient weist bestimmte Symptome auf, und er
wird überraschenderweise gerade von derjenigen Arznei geheilt, die *ebendiese* Symptome bei ihrer Prüfung an Gesunden
hervorgerufen hat. Oder anders gesagt: Die Beschwerden des
Kranken müssen – das ist die neue Entdeckung – zwecks
Heilbarkeit mit denen von der Arznei erzeugten wie Bild und
Spiegelbild, d. h. in größtmöglicher Ähnlichkeit (Similarität),
übereinstimmen.

Zur Verdeutlichung ein praktisches Beispiel: Eine Patientin
klagte über *heftige Steißbeinschmerzen*, die sich vor zwei
Tagen ohne erkennbaren Anlaß eingestellt hatten. *Nachts*
wußte sie *in keiner Lage Entspannung* zu finden, *wachte wiederholt auf* und erfuhr *nur durch Gehen und Stehen* mit etwas
nach vorn geneigtem Oberkörper *Erleichterung*. Der für eine
Prüfung aufbereitete Giftpflanzenextrakt von Atropa Belladonna (Tollkirsche) führte, wie das entsprechende Protokoll
zeigt, bei einem seiner gesunden Prüfer für die Dauer von acht
Tagen u. a. zu folgenden Beschwerden: „*Aeußerst schmerzhaf-
ter Klammschmerz* im [...] *Steißbein* [...] *liegen kann er nicht
gut, er wachte die Nächte öfters davon auf*, und muß sich
unter heftigen Schmerzen auf eine andere Seite wenden; auf
dem Rücken kann er gar nicht liegen; am meisten wird er
*erleichtert durch Stehen* und langsames *Herumgehen* [...]"
(RA, 3. Aufl., S. 63–64, Nr. 874) Belladonna in entsprechender Dosierung heilte denn auch die Patientin erwartungsgemäß, so daß sie bereits in der folgenden Nacht ungestört

schlafen konnte und nie wieder von diesem Leiden heimgesucht wurde.

Bis zur ersten öffentlichen Bekanntgabe (1796) seiner Entdeckung prüfte Hahnemann an sich sowie seiner Familie mehrere Substanzen des tradierten Arzneischatzes, wobei es sich immer um Einzelstoffe, nie aber um Gemische handelte. Gleichzeitig sah er die medizinische Literatur auch auf Heilungsberichte durch und notierte die geheilte Symptomatik sowie das hilfreiche Mittel dann, wenn zweifelsfrei feststand, daß nur eine Arznei angewandt worden war. Dabei stieß er auf zahlreiche Fälle, bei denen die Heilung unwissentlich auf homöopathischem Wege zustande gekommen war. Seine schon erwähnte erste, das neue Behandlungsverfahren darstellende Schrift enthält bereits fragmentarische Angaben reiner Arzneisymptome von 50 Mitteln sowie homöopathische Heilungsberichte aus eigener, inzwischen wieder aufgenommener Praxis.

Nicht unerwähnt darf bleiben, daß schon vor Hahnemann durch A. von Haller und A. von Stoerck Untersuchungen von Arzneien an gesunden Menschen durchgeführt worden waren. Allerdings geschah dies weder in der Haltung eines vorurteilslosen Hinnehmens der sich dabei äußernden krankhaften Phänomene (Symptome) – beabsichtigt war lediglich eine Festlegung der Dosierungsgrenzen im nicht-toxischen Bereich – noch in Hinblick auf eine auf dem Simileprinzip basierende gesetzmäßige Anwendung der Untersuchungsresultate bei der Arzneiwahl.

Aus dem Bisherigen geht schon hervor, daß in der Homöopathie Tierversuche prinzipiell keinen Platz haben, solange es einzig um die Heilung kranker *Menschen* geht, denn eine Übertragbarkeit von Symptomen, die bei Arzneiprüfungen an Tieren gewonnen wurden, auf Krankheitszustände des Menschen ist nicht gegeben. Dies stellte schon Hahnemann fest. (KMS I, S. 139–140)

Nachdem er einmal die Richtung, die seine Forschung nehmen mußte, entdeckt hatte, machte er sich an den Ausbau seines Werkes.

## 5. Hahnemanns Lebenswerk

Hahnemanns wissenschaftliches Werk zerfällt, insofern es sein Hauptanliegen, die Homöopathie, und nicht Pharmazie oder allgemeine Gesundheitspflege betrifft, in zwei Teile: in einen methodischen, vertreten durch das „Organon" sowie den ersten Teil der „Chronischen Krankheiten", und in einen die Arzneisymptome umfassenden, vertreten durch die vier weiteren Teile der „Chronischen Krankheiten" sowie die „Reine Arzneimittellehre".

Letztere findet ihren Vorläufer in den lateinisch abgefaßten, 1805 erschienenen „Fragmenta de viribus medicamentorum positivis". Auf 269 Druckseiten werden die Symptome von 27 Arzneien, deren Einflüsse Hahnemann an sich und anderen beobachtete, aufgelistet. Auch der Literatur entnommene Vergiftungsberichte sind enthalten. Häufiger vorkommende Symptome zeichnete er hier durch Kursivschrift aus.

Die „Reine Arzneimittellehre", in sechs umfangreichen Bänden von 1811–1821 in deutscher Sprache veröffentlicht, beinhaltet in erster Auflage die Symptome von 62 Arzneien, wenn man die verschiedenen Abkömmlinge einer Hauptsubstanz, z. B. Quecksilber, nicht eigens zählt. Dabei entstammen 10211 Symptome den Selbstversuchen Hahnemanns und seiner Familie. Weitere 12400 wurden ihm von seinen Schülern, die bereits als Ärzte praktizierten oder noch Medizin studierten, mitgeteilt beziehungsweise der Fachliteratur entnommen. Hinsichtlich der Symptomenanordnung bediente er sich des althergebrachten, von den medizinischen Autoren bis gegen Ende des 18. Jahrhunderts eingehaltenen Kopf-zu-Fuß-Schemas (a capite ad calcem), das sich bereits im Edwin Smith-Papyrus (ca. 1600 v. Chr.) findet. Einer jeden Aufzählung von Arzneisymptomen stellte Hahnemann Bemerkungen voran, etwa über die Gewinnung und Aufbereitung der Ausgangssubstanzen, ferner über die Anwendung in der zeitgenössischen Medizin, über Dosierung, Tageszeit der Verabreichung, Gegenmittel und Dauer der Einflußnahme einer Arzneigabe. Gelegentlich sind auch Indikationsbereiche genannt.

Von 1822–1827 folgte die um einige Mittel und bei den bisherigen um zahlreiche Symptome vermehrte zweite Auflage. Ihren letzten Stand erreichte die „Reine Arzneimittellehre", als 1830 und 1833 die erweiterten ersten beiden Bände in dritter Auflage erschienen.

Hätte Hahnemann darüber hinaus nichts geleistet, wäre ihm allein durch dieses Werk ein Platz unter den Großen der Medizin sicher gewesen. Schon beim Überfliegen der ihm selbst im Zuge einer Arzneiprüfung entstandenen Symptome wird leicht verständlich, welche Beschwerden er mitunter über sich ergehen lassen mußte, um den Mitteln ihr Heilvermögen abzugewinnen. Dazu einige Beispiele: „Plötzlicher Anfall: der Körper wird krampfhaft seitwärts zusammengezogen, unter vergeblicher Anstrengung der Hände, sich aufrecht zu halten; dann Erbrechen und unwillkürlicher, schneller Abgang des Stuhls und Harns, bei voller Besinnung." (Nux vomica – RA I, S. 121, Nr. 689) „Ein pfeifendes, schnarchendes, bis zur Erstickung gehemmtes Athmen, vorzüglich Einathmen; es wechselt sehr langsames und sehr kurzes, zuweilen ganz aufhörendes Athmen mit einander ab, und das Gesicht ist wie beim Schlagfluss aufgetrieben." (Cocculus – RA I, S. 68, Nr. 97) „Es will ihm das Herz abdrücken, er ist außer sich vor Angst, wimmert und schwitzt unmäßig dabei." (Chamomilla – RA III, S. 29, Nr. 419)

Damit besaß der Arzt ein Instrumentarium, das ihm den Vergleich zwischen Patienten- und Arzneisymptomen ermöglichte und so zum ähnlichsten, also heilenden Mittel führte. Allerdings ließ es Hahnemann dabei nicht bewenden. Im Verlauf 11jähriger Forschungsarbeit war es ihm gelungen, auch für die bisher selten dauerhaft homöopathisch behebbaren chronischen Krankheiten die entsprechenden Mittel zu entdecken. Die Symptome dieser Arzneien teilte er im zweiten bis vierten Band seiner Abhandlung „Die chronischen Krankheiten", erschienen 1828–1830, mit. Unter den 21 Mitteln befinden sich zwar auch solche, die bereits in der „Reinen Arzneimittellehre" erwähnt wurden (z.B. Causticum, Conium und Sulphur), deren Heilungsvermögen in bezug auf langwierige

Leiden sich aber erst bei weiteren Untersuchungen herausgestellt hatte. Die Symptomenzahlen einzelner Mittel sind beachtlich: Calcarea – 1090; Phosphorus – 1025; Sepia – 1242; Sulphur – 1041. Auch zu diesem Werk steuerten Kollegen ihre Beobachtungen bei. Die Häufigkeit von Angaben, die als Vergiftungs- oder Heilungsberichte dem medizinischen Schrifttum entnommen waren, nahm hier deutlich ab. Die Vorbemerkungen zu den einzelnen Mitteln ähneln im Aufbau denjenigen der „Reinen Arzneimittellehre", wobei Hahnemann zusätzliche „Nutzangaben" anführte, d.h. fragmentarische Bemerkungen darüber, welche Beschwerden die Arznei schon geheilt hatte.

In der zweiten Auflage der „Chronischen Krankheiten" (1835–1839) wuchsen die Mittel auf 47, dargestellt in vier Bänden. Auch die Symptomenzahl der in der ursprünglichen Ausgabe schon abgehandelten Arzneien erhöhte sich.

Berücksichtigt man darüber hinaus noch die Arzneiprüfungen, die Hahnemann dem „Archiv für die homöopathische Heilkunst" mitgeteilt hatte, bleibt nur das Staunen über eine solch seltene Beobachtungsgabe sowie seinen ungeheueren Fleiß.

Die Symptomenreihen der an Gesunden geprüften Arzneien reichten allerdings allein noch nicht zur kunstgerechten Anwendung der Homöopathie aus. Hierzu bedurfte es einer *methodischen Anweisung*. Die ersten Ausführungen dazu machte Hahnemann in seinem erwähnten „Versuch über ein neues Prinzip". Danach veröffentlichte er 1805 die „Heilkunde der Erfahrung", die in gedrängter Form die wesentlichen Hinweise zur Ausübung der Homöopathie enthält. Fünf Jahre später schloß sich das in Paragraphen unterteilte „Organon der rationellen Heilkunde" an, das nun ausführlich Grundlagen und Methodik vermittelte. Dieser Ausgabe folgten als „Organon der Heilkunst" zu Lebzeiten des Verfassers noch vier weitere, überarbeitete: 1819, 1824, 1829 und 1833. Die heutzutage maßgebliche sechste Auflage, von Hahnemann im Februar 1842 fertiggestellt, wurde umständehalber erst 1921 der Öffentlichkeit übergeben.

Das Werk, dem Kants Motto der Aufklärung „aude sapere" (habe Mut, dich deines *eigenen* Verstandes zu bedienen – bei Kant steht „sapere aude") vorangestellt ist, läßt sich neben Vorwort und längerer Einleitung in neun Teile gliedern. Der erste (§§ 1–70) beinhaltet die Grundlagen sowie die prinzipiell möglichen arzneilichen Behandlungsweisen: homöopathisch (Symptomenähnlichkeit), enantiopathisch (gegenteilige Beziehung zwischen Patienten- und Arzneisymptomen) und allopathisch (keine Beziehung zwischen Patienten- und Arzneisymptomen). Der zweite (§§ 71–148) handelt von der Erforschung der Patientensymptomatik sowie der Durchführung von Arzneiprüfungen. Der dritte (§§ 149–205) gibt praktische Hinweise zur Arzneiwahl und zum Behandlungsverlauf. Der vierte (§§ 206–244) befaßt sich mit speziellen Erkrankungen, d. h. den chronischen sowie den Geistes- und Gemütskrankheiten. Im fünften (§§ 245–258) wird die Arzneianwendung beschrieben. Der sechste (§§ 259–263) nennt die notwendigen Verhaltensmaßnahmen unter homöopathischer Behandlung. Im siebenten (§§ 264–271) wird die Arzneibereitung dargelegt und im achten (§§ 272–283) die Dosierungslehre. Der letzte Abschnitt (§§ 284–291) ist verschiedenen unterstützenden Maßnahmen gewidmet.

Das „Organon", von manchen als „Bibel der Homöopathie" bezeichnet, obwohl es keine Glaubensinhalte, sondern die Resultate vorurteilsloser Beobachtung offenlegt, breitete sich rasch auch jenseits des deutschen Sprachraums aus. Es folgten Übersetzungen in die geläufigen europäischen Sprachen und später sogar in Bengali, Hindi, Orija und Urdu.

Nicht übergangen werden darf an dieser Stelle der erste Teil von Hahnemanns Schrift über „Die Chronischen Krankheiten", 1828 in erster und 1835 in zweiter Auflage erschienen. Weshalb war nach dem „Organon" dieses Werk überhaupt nötig geworden? Hahnemann hatte beobachtet, daß akute und leichte chronische Krankheiten zügig der passenden Arznei wichen. Chronische Krankheiten größeren Ausmaßes hingegen kehrten immer wieder, so daß er folgende traurige Bilanz ihrer Behandlung zog: „Ihr Anfang war erfreulich, die Fortsetzung minder günstig, der Ausgang hoffnungslos." (CK I, S. 4) Durch mühevolle Studien gelangte er zu der Auffassung, daß sich bei chronischen Leiden am jeweiligen Patienten gewissermaßen nur ein Teil der großen chronischen Gesamtkrankheit zeige. Die passenden Heilmittel müßten dabei nun nicht nur der jeweiligen Patientensymptomatik entsprechen, sondern auch der gesamten chronischen Krankheit als solcher, die er zeitbedingt als „Psora" bezeichnete. Um hier Heilung zu erzielen, waren bis an die Wurzel dieser „Psora" gehende Mittel nötig, die er auch entdeckte und deren Symptomenreihen er in den weiteren Bänden dieser Abhandlung publizierte.

Die Therapie chronischer Krankheiten erfordert noch bestimmte Besonderheiten, die Hahnemann im Verlauf jener Abhandlung erörtert. Dazu zählt eine Symptomenerhebung, die das gesamte chronische Kranksein des Patienten seit Auftreten der Beschwerden und nicht nur seinen augenblicklichen Zustand umfaßt, das längere Abwarten nach Verabreichung einer Dosis der korrekt gewählten Arznei, die Vermeidung der unmittelbaren Wiederholung der gleichen Arznei ohne Anwendung von Zwischenmitteln, der Gebrauch von Folgemitteln usw. Mit Entdeckung der besonderen Verfahrensweise in der Therapie chronischer Krankheiten erreichte er die angestrebte Abrundung seiner Behandlungsmethode.

Versucht man ein Resümee des Lebenswerks Samuel Hahnemanns, dann ist ohne Übertreibung festzustellen, daß von keiner Kapazität der abendländischen Medizin auch nur annähernd Vergleichbares geleistet wurde. Er schuf nach durchlittener Lebenskrise und entsprechenden Selbstversuchen, die als medizinische Neuentdeckung Gesunde notwendigerweise miteinschlossen, eine therapeutische Methode, die für heilbare, prinzipiell arzneilich beeinflußbare Krankheiten zuständig ist und die sich aufgrund ihres bald erkannten Nutzens über die ganze Welt ausbreitete.

## B. Zur Frage der Wissenschaftlichkeit der Homöopathie

### 1. *Hahnemanns Verständnis von Wissenschaft*

Wie schon gesagt, war die herrschende Medizin unfähig, im Einzelfall sichere Heilung zu erbringen. Hahnemann erkannte diese Not und suchte einen Weg, sie zu beheben. Er fand ihn in der Arzneiprüfung am Gesunden, die eine genaue Kenntnis der Kräfte einer Arznei *vor* ihrer Anwendung an Kranken gestattete. Dabei wurde der Mensch – und nicht das Tier oder das Labor – zu der Instanz, der sich *unmittelbar* die Phänomene, hervorgerufen durch die jeweilig geprüfte Arznei, zeigten. Nur so wurde eine wissenschaftliche, im Sinne von *gewiß heilende* Therapie, die eine direkte Beziehung zwischen den Phänomenen des Kranken und der Arznei herstellte, möglich. Verdeutlichend ist bei Hahnemann zu lesen: „Ein verständiger, homöopathischer Arzt wird dieses Mittel (Arsenicum album – d. Verf.), auch in der verkleinertsten Gabe, nicht eher reichen, als bis er überzeugt ist, dass dessen eigenthümlichen Symptome mit denen der zu heilenden Krankheit die möglichste Aehnlichkeit haben. Hat es sie aber, so hilft es auch gewiss." (CK V, S. 497)

An welchem Wissenschaftsbegriff orientierte sich Hahnemann dabei? Einzusehen ist, daß ihm als Wissenschaft noch nicht die neuzeitliche Naturwissenschaft in ihrer heutigen Form gelten konnte. Er richtete sich, wie wir heute wissen, nach dem Wissenschaftsverständnis, das in Deutschland am Ende des 18. Jahrhunderts durch I. Kant (1724–1804), den er sehr verehrte, bestimmt war. (Villers, S. 46) Das Zentrale dieses Wissenschaftsverständnisses beruht bekanntermaßen darin, daß die entscheidenden Gehalte unserer Erkenntnis aus reiner Vernunft und reiner Sinnlichkeit entspringen und nicht durch Erfahrung beigebracht werden. Mit anderen Worten: Das Wesentliche unseres Wissens ist uns vor jeder Erfahrung bereits eigen, d. h. durch einen apriorischen Charakter ausgezeichnet. So können wir nach Kant keine sinnlichen Erfahrungen machen, wenn wir nicht im vorhinein die Anschauung von Raum und Zeit hätten. Auch ließen sich keine Dinge erkennen, wenn wir nicht von vornherein um den Begriff des Dinghaften, d. h. um die Kategorie der Substanz, wüßten.

Aufgrund seiner Orientierung am Kantschen Wissenschaftsbegriff, nämlich daß gewisse Erkenntnis *vor* aller Erfahrung (a priori) möglich sei, konnte Hahnemann analog, d. h. auf die Methodik der Heilkunst angewandt, sagen, daß „Heilung der Krankheiten durch Arzneien […] nach mathematischer Gewissheit" erfolgen müsse. (RA II, S. 21) Das Mathematische meint hier allerdings nicht das Zahlenmäßige, sondern wird erst von seiner Bedeutung, das es im Griechischen hatte, eigentlich verständlich. Danach ist mathesis eine bestimmte Weise des Lernens, die uns nur das lernen läßt, was wir im Grunde genommen bereits haben: am Körper das Körperhafte, am Tier das Tierhafte, am Lebendigen das Leben usw. Das will hier sagen: Gewisse Heilung ist nur möglich, sofern wir die Arzneikräfte schon *vor* aller Anwendung am Kranken, nämlich durch die Prüfung am Gesunden (also a priori in einem auf das Heilen bezogenen Sinne), bereits haben.

Aus dem Gesagten ergibt sich, daß Hahnemanns Wissenschaftsverständnis ein *praktisches* ist und keine bloße Theorie. Gerade *er* ist es gewesen, der die reinen Theoriebildungen innerhalb der Medizin auf das schärfste ablehnte: „Solcher gelehrter Schwärmereien (man nennt es *theoretische Arzneikunst* und hat sogar eigne Professuren dazu) haben wir nun gerade genug, und es wird hohe Zeit, daß, was sich Arzt nennt, endlich […] *anfange* zu *handeln*, das ist, wirklich zu helfen und zu heilen." (ORG VI, § 1, Anm.)

## 2. Kritik der naturwissenschaftlichen Medizin an der Homöopathie

Das Auftreten der Homöopathie teilte die Ärzteschaft, soweit sich die Geschichte der Medizin überblicken läßt, am entschiedensten in zwei Lager. (Diepgen 1959.38) Diese Spaltung erreichte bald globale Ausmaße und hält bis heute an.

Die Reihe der die Homöopathie ablehnenden Schriften ist lang, wobei auch in der Gegenwart kein Ende abzusehen ist. Es können deshalb hier nur ausgewählte, repräsentative Beachtung finden und aus Gründen der Aktualität besonders die jüngeren. Allerdings wird aus dem Bedürfnis, sich weiterhin an der Homöopathie zu reiben – man könnte sie auch durch Nichtbeachtung strafen und ihr Versinken in der Bedeutungslosigkeit erhoffen, anstatt ihr durch häufige Thematisierung Aufmerksamkeit zu zollen –, bereits ersichtlich, daß die naturwissenschaftlich ausgerichtete, zahlenmäßig dominierende Medizin mit der Homöopathie trotz aller selbstversicherter Überlegenheit bis heute nicht fertig geworden ist.

Unter den Kritikern nahm der Professor für psychische Heilkunde an der Universität Leipzig, J. C. A. Heinroth (1773–1843), durch die Veröffentlichung seines „Anti-Organon" (1825) eine herausragende Stellung ein, denn er unterzog sich immerhin der Mühe, Hahnemanns Hauptwerk (Organon der Heilkunst, 3. Aufl., 1824) paragraphenweise zu kommentieren. Im Jahr 1826 nahm die maßgebliche medizinische Autorität der damaligen Zeit, C. W. von Hufeland, Stellung zur Homöopathie. Wie auch andere warf er ihr vor, bloß symptomatisch, aber nicht kausal zu heilen. Im Gegensatz zu vielen anderen Stimmen hob er jedoch lobend u. a. das Eingehen auf die gesamte Symptomatik des Kranken, die Vermeidung großer Arzneidosen sowie die Kostengünstigkeit hervor. (Haehl I, S. 139–140). Ab 1834 hielt die traditionell praktizierende Ärzteschaft die Herausgabe einer eigens die Homöopathie bekämpfenden Zeitschrift für erforderlich. Unter dem Titel „Antihomöopathisches Archiv" setzte man es sich zum Ziel, Ärzte vor dem Übertritt zur Homöopathie zu bewahren, vor den „Anmaßungen und Umtrieben der homöopathischen Jünger zu schützen" und dem vielbeschäftigten Arzt das mühsame Studium homöopathischer Schriften zu ersparen. (Antihom. Archiv, H. 1, S. IX) Die Inhalte dieser Hefte sind von derber Sprache geprägt, sparen nicht an sachlichen Entstellungen sowie persönlichen Attacken und halten echte Auseinandersetzungen für überflüssig. Die hier ersichtliche Schärfe und Erbitterung, die für viele Gegenschriften aus der Frühzeit der Homöopathie kennzeichnend ist, zeigt, wie sehr die althergebrachte Therapieform durch Hahnemann in ihren Grundmauern erschüttert worden war.

Nachdem die Flut an Entgegnungen nachgelassen hatte, setzte sie 1925 infolge der Veröffentlichung August Biers (1861–1949), Professor für Chirurgie in Berlin, „Wie sollen wir uns zur Homöopathie stellen?", erneut ein. Der Verfasser, der in Fachkreisen einen ausgezeichneten Ruf genoß, hatte es nach dem Studium mehrerer Texte Hahnemanns sowie einiger dessen Anhänger gewagt, in der renommierten „Münchner Medizinischen Wochenschrift" Vorteilhaftes über die Homöopathie zu äußern: „Einen wirklichen Einblick in die Homöopathie bekam ich aber erst, als ich seit dem Jahre 1920 anfing, ihre Quellenwerke zu studieren, dabei lernte, die viele Spreu vom Weizen zu sondern, und erkannte, daß die Ernte an Weizen immerhin groß genug war, um die erhebliche Arbeit zu lohnen. Ich mußte mir sagen, daß ich mir viele Irrtümer, viele Umweg und Irrwege erspart hätte, wenn ich mit diesem Studium 30 Jahre früher begonnen hätte." (Bier 1926.1) Daraufhin entwickelte sich eine lebhafte Erörterung der vermeintlich längst zu Grabe getragenen Therapieweise.

Aus jüngerer Zeit sind vier Stellungnahmen erwähnenswert, nämlich „Homöopathie und Wissenschaft" (1957) von O. und L. Prokop, die unter Kritikern den Rang eines Standardwerks erlangt hat, „Homöopathie und Wissenschaft" (1959) von P. Martini, „Homöopathie – kritisch betrachtet" (1991) von W. H. Hopff und die „Erklärung zur Homöopathie" (1992) des Fachbereichs Humanmedizin der Philipps-Universität Marburg.

Sich mit allen in den genannten oder gar ungenannten Beiträgen gegen die Homöopathie vorgebrachten Einwänden im einzelnen auseinanderzusetzen, ist an dieser Stelle unmöglich. Allerdings wiederholen sich in den meisten Abhandlungen verschiedene Behauptungen, die den wesentlichen Inhalt der Kritik repräsentieren:

1. Arzneipotenzen, wie sie die Homöopathie zu Therapiezwecken einsetzt, seien eigentlich wirkungslos, d. h. Schein-

arznei (Placebo), weil aufgrund ihrer Zubereitung in den üblicherweise verabreichten Präparaten rein rechnerisch keine Ausgangssubstanz mehr enthalten sein könne. Behandlungserfolge entstünden damit allein durch Suggestion. Ferner seien die homöopathischen Arzneien allein schon deshalb unwirksam, weil sie keine Schäden hervorbringen würden.

2. Das Ähnlichkeitsprinzip, gemäß dessen die Arzneiwahl erfolgt, habe keine Gültigkeit. Andernfalls wäre dafür ein Beweis zu erbringen.

3. Die Homöopathie vernachlässige die Krankheitsursachen, d.h., sie fühle sich nicht der Kausalität verpflichtet. Es ließen sich zwar Symptome beseitigen, die Ursache der Krankheit aber bliebe bestehen.

### 3. Stellungnahme zur Kritik an der Homöopathie

Was heißt Kritik? „Kritik leitet sich her vom griechischen Wort krinein, das heißt: unterscheiden, abheben. Echte Kritik ist etwas anderes als Kritisieren im Sinne von Bemängeln, Tadeln und Nörgeln. Kritik als Unterscheiden heißt: das Verschiedene als solches in seiner Verschiedenheit sehen lassen." (ZS, S. 99) Prüft man daraufhin die Fülle der die Homöopathie ablehnenden Stellungnahmen, so läßt sich ein erschreckend hoher Anteil unechter Kritik ausmachen. Unterstellungen, Sachverdrehungen, Lächerlichmachung sowie unkollegialer Tonfall sind dabei an der Tagesordnung. Als besonders trauriges Beispiel kann „Homöopathie – kritisch betrachtet" (1991) des Pharmakologieprofessors W. H. Hopff gelten, der sich selbst zu den „führenden Klinikern und Theoretikern der Universität Zürich" rechnet. (Hopff, S. 121) Mancher Homöopathiekritiker wäre daher gut beraten gewesen, die von der Ärztekammer benannten Publikationsrichtlinien zu beachten: „Unbeschadet sachlicher Kritik sind Äußerungen in herabsetzender Form über Kollegen, ihre Tätigkeit und über medizinische Methoden zu unterlassen." (Bezirksärztekammer, S. 6)

Wer verwirft die Homöopathie, d.h., wie ist es um die Qualifikation derer bestellt, die die Homöopathie zurückweisen? Der akademische Kodex erachtet denjenigen auf einem Sachgebiet als kompetent, der zumindest dafür promoviert ist, besser noch sich darüber habilitiert hat. In dieser Hinsicht ist kein Kritiker ausgewiesen. Wie unbeschwert und sich selbst überfordernd sogar eine ganze medizinische Fakultät auf den seitens der Homöopathie erhobenen Vorwurf mangelnder Qualifikation und damit unwissenschaftlicher Grenzüberschreitungen reagieren kann, verdeutlichen etwa folgende Zeilen: „Der Fachbereich Humanmedizin der Philipps-Universität Marburg läßt diesen Einwand nicht gelten und erklärt sich für kompetent." (Happle, S. 703) Übrigens kann die denkbare Argumentation, auch homöopathische Ärzte seien nach Hochschulnormen nicht qualifiziert, nicht gelten, denn einerseits wurde und wird ihnen gerade die Habilitation von deutschen medizinischen Fakultäten regelmäßig versagt und andererseits sind homöopathische Ärzte im durch den Gesetzgeber geschaffenen Rahmen, innerhalb dessen die Zusatzbezeichnung „Homöopathie" erlangbar ist, sowie durch ihre Praxis aus- und weitergebildet.

Es überrascht dann auch nicht mehr die Tatsache, wie wenig jene Kritiker eigentlich über die Homöopathie wissen, daß sie es bei einer flüchtigen Lektüre bewenden lassen und als Hochschullehrer nicht einmal die Maxime „zu den Quellen" befolgen, was eine gründliche Auseinandersetzung mit allen wesentlichen Schriften Hahnemanns bedeutet hätte. Vielleicht befürchten sie, daß es ihnen ähnlich wie jenen berühmten anfänglichen Kritikern ergehen könnte, die nach sorgfältiger Prüfung der Grundlagen der Homöopathie und entsprechender Eigenerfahrung führende Praktiker und Wissenschaftler der Homöopathie wurden. So zog sich zum Beispiel der spätere „Vater der Homöopathie in Nordamerika", C. Hering (1800–1880), der während seines Medizinstudiums in Leipzig von seinem chirurgischen Lehrer mit einer Arbeit gegen die Homöopathie betraut worden war, eine Sektionsverletzung solchen Ausmaßes zu, daß eine Amputation unausweichlich erschien. Die passende homöopathische Arznei jedoch, verabreicht von einem Freund, der Schüler Hahnemanns war,

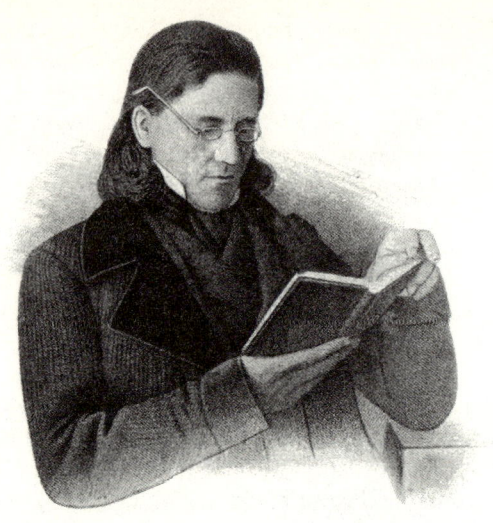

„Die milde Macht ist groß"

Constantin Hering

Abb. 2: Constantin Hering (1800–1880),
Wegbereiter der Homöopathie in Nordamerika.

beseitigte das ganze Leiden binnen kurzem. (MS I, S. XIII–
XIV)

Als erstes soll auf den Vorwurf eingegangen werden, die in
der Homöopathie gebräuchlichen Arzneien, die sogenannten
Potenzen, seien unwirksam. Dazu ist zunächst zu sagen, daß
die Potenzierung ursprünglich nicht konstitutiv für die Homöopathie war. So verabreichte Hahnemann noch 25 Jahre
nach seinen ersten Versuchen etwa „einen vollen Tropfen ganzen Zaunrebenwurzel-Saftes", also eine durchaus materielle
Dosis. (RA II, S. 30) Allerdings lehrte ihn die wachsende Erfahrung, die später weltweit von mehreren Generationen homöopathischer Ärzte geteilt wurde, daß diese Konzentration
des *exakt passenden* Mittels oft zu stark für einen gegenüber
Gesunden wesentlich empfindlicheren Kranken war. Somit re-

duzierte er den Stoffgehalt durch Verdünnung, wobei zwecks Gewährleistung einer hinreichenden Durchmischung geschüttelt werden mußte. Dabei beobachtete er, daß bei weiterer Verdünnung und starker Verschüttelung, Potenzierung genannt, die Arzneikräfte nicht erwartungsgemäß abnahmen, sondern sich im Gegenteil umfassender und gleichzeitig milder, d.h. nebenerscheinungsfreier entwickelten. Die Arzneipotenzierung wurde also aus rein praktischen Gründen eingeführt und für zweckmäßig befunden. (vgl. Kap. V.1)

Ab einer Potenzstufe von C 12 erheben Kritiker spätestens Einwände unter Hinweis auf die Loschmidtsche Zahl, die besagt, daß in einer so weit potenzierten Arznei rein rechnerisch kein Molekül einer Ausgangssubstanz mehr enthalten sein könne. Für einfachere Gemüter müssen dabei seit Hahnemanns Zeiten Bodensee, Ostsee oder gar alle Weltenmeere herhalten, um die Konzentrationsverhältnisse höherer Potenzen, etwa einer C 30, zu veranschaulichen. Beim Blick auf die Sache selbst stellt sich diese allerdings ganz anders dar: Man benötigt keine maritim-globale Industrie, sondern lediglich 30 Flacons à 10ml, 30 mal 99 Tropfen Weingeist und einen Tropfen Ausgangssubstanz (vereinfacht beschrieben). Wer sich über dieses Thema weiter unterrichten möchte, sei auf den ausgezeichneten und bislang unwidersprochen hingenommenen Artikel von W. Klunker, „Die Homöopathie und das Rechnen" (1990), verwiesen, in dem der Verfasser u.a. folgendes ausführt: Von Kritikern wird eine mit Lösungsmittelmengen kosmischen Ausmaßes hergestellte Hochpotenz, hier die C 30, unbedacht mit einer „regulär" gefertigten C 30 gleichgesetzt. Erstere enthält alle Moleküle, letztere angeblich keine der Ausgangssubstanz. Wie wären sie damit vergleichbar? Das Sichfestbeißen an Molekülkonzentrationen trägt Züge dogmatischer Gesichtsfeldverengungen, weil man die zugrundeliegenden nicht-naturwissenschaftlichen Fragen *nach Möglichkeit von Erkenntnissen* durch solche Rechnungen unterläßt. Bloße Rechnungen besagen zudem für die Wirklichkeit nichts. Ihre Absurdität zeigt sich beispielsweise, wenn man mit Bezug auf den Bau einer Mauer, für deren Errichtung zwei Maurer sechs Stunden benötigen, aufgrund eines bloßen Rechenexempels erklärt, bei einer Million von Maurern sei sie in 0,0432 Sekunden fertig.

Üblicherweise entgeht hier Kritikern im Zuge ihres Verfalls an die Naturwissenschaft die entscheidende „Meßlatte", nämlich der Mensch. Kranksein und auch Arzneiprüfung, d. h. eine Symptomatik, spielen sich am Menschen ab und ebenso eine Änderung der Beschwerden in Richtung einer Heilung nach passend gewählter potenzierter Arznei. Hierbei läßt sich gelegentlich ein Phänomen wahrnehmen, das Kritikern zu denken geben sollte. Dazu ein Beispiel: eine 40jährige Patientin, die sich wegen eines Schilddrüsenleidens sowie ausgeprägter Infektanfälligkeit in homöopathische Behandlung begeben und durch verschiedene, jeweils entsprechende, nacheinander verabreichte Mittel schon bedeutende Erleichterung erfahren hatte, erhielt nun erstmals die Arznei Lycopodium in hoher Potenz. Bei der nächsten Konsultation, nach etwa fünf Wochen, berichtete sie neben weiter fortschreitender Besserung von einem Herzklopfen im Bett, das sie neuerdings allabendlich heimsuche und nie zuvor in ihrem Leben bemerkt worden war. Da in ihren Lebensumständen und Gewohnheiten keinerlei Änderungen eingetreten waren, lag es nahe, den Anlaß für dieses Symptom in der verordneten Arznei zu suchen – und tatsächlich findet sich in der Hahnemannschen Symptomensammlung unter Lycopodium verzeichnet: „Fast jeden Abend im Bett, Herzklopfen." (CK III, S. 131, Nr. 1530) Wie kann eine Hochpotenz, die nach gegnerischer Meinung keine pharmakologischen Eigenschaften besitzt, bei einer Patientin, die nichts über Homöopathie weiß und schon gar nicht die Hahnemannschen Symptomensammlungen kennt, unter den dort verzeichneten Lycopodium-Symptomen ausgerechnet dieses, bereits von Hahnemann wiederholt beobachtetes hervorbringen? Hier haben vor allen theoretischen Zurückweisungen, die ihren Boden im Nicht-erklären-Können seitens der Naturwissenschaft finden, Gegner Tatsachen anzuerkennen! Daß das aufgeführte Symptom nach Absetzen der Arznei sofort folgenlos verging und sich dieses Beispiel um andere vermehren ließe, versteht sich von selbst. Im übrigen wird der hier tangierte Gesichtspunkt der Nebenwirkungsfreiheit homöopathischer Arzneien in Kapitel V.2 abgehandelt.

Hinsichtlich der „Meßlatte Mensch" zeigt die naturwissenschaftliche Medizin übrigens eine erstaunliche Ambivalenz: Einerseits möchte sie die Befindlichkeit des Patienten nicht zur Kenntnis nehmen und nur Objektivierbares anerkennen, z. B. Laborbefunde, andererseits mißt auch sie ihren Therapieerfolg in täglicher Praxis regelmäßig an der Aussage des Patienten über seine Verfassung. Wo sie hier eigentlich steht, müßte sich die naturwissenschaftliche Medizin einmal klarmachen.

Ein anderes Beispiel dafür, daß Hochpotenzen imstande sind, Befindensveränderungen hervorzubringen, stellen die sogenannten Wiener Prüfungen des vergangenen Jahrhunderts, denen die dominante Medizinrichtung nichts entgegenzusetzen wußte, dar. Unter der Leitung von P. A. Watzke (1803–1867) hatten sich etwa 35 Probanden vorgenommen, eine Arzneiprüfung des Koch- oder Küchensalzes (Natrium muriaticum) erneut vorzunehmen, um dadurch die Beobachtungen Hahnemanns entweder zu bestätigen oder zu widerlegen. Die Substanz, die in materiellen Dosen reichlich und ohne Schäden zu sich genommen werden kann, führte nicht nur in hochpotenzierter Form zu erheblichen Befindensveränderungen, sondern es bestätigten sich auch durchweg die bereits von Hahnemann aufgefundenen Symptome. (Watzke, S. 5–256; Bürkner, S. 283–288 u. 313–320; CK IV, S. 347–405)

Worauf es bei unterstellter Unwirksamkeit der homöopathischen Mittel zurückzuführen ist, daß für Placeboeffekte kaum anfällige schwerkranke Säuglinge oder Tiere regelmäßig nach der korrekt gewählten Arznei in Hochpotenz genesen, konnten auch Gegner bislang nicht schlüssig erklären. Auch böte sich der naturwissenschaftlich festgelegten Ärzteschaft anläßlich dieser Phänomene die Gelegenheit, sich selbst zu fragen, weshalb *ihr* Suggestiverfolge bei Behandlung chronischer Krankheiten so selten gelingen und diese dann kaum von Dauer sind. Homöopathische Ärzte beobachten bei mißratener Arzneiwahl keinen nennenswerten Therapieerfolg, bei gelungener jedoch einen überdeutlichen, und zwar auch im Sinne einer kontinuierlich fortschreitenden Ausheilung chronischer Krankheiten.

Des weiteren ist es unter Kritikern gang und gäbe, den Hochpotenzen bereits jegliches Heilvermögen mit dem Hinweis abzusprechen, sie könnten nicht schaden. Jede ordentliche, d. h. wirksame Arznei hingegen, so das Postulat, könne selbstverständlich auch Schäden hervorrufen. Abgesehen davon, daß eine wahrhaft menschengerechte Arznei einer humanen Heilkunde dem Gebot der Unschädlichkeit zu folgen habe – eine alte, durch die naturwissenschaftliche Medizin längst verabschiedete ärztliche Forderung lautet primum nil nocere (an erster Stelle: nicht schaden) –, befindet sich das Zusammendenken von Wirkung und Schädlichkeit beziehungsweise Wirkungslosigkeit und Unschädlichkeit in beträchtlicher Schieflage, wie unschwer zu erkennen ist: So kann eine Haustür mit einer Brechstange wirksam um den Preis ihrer Beschädigung geöffnet werden. Öffnet der passende Schlüssel etwa nicht, weil er die Tür intakt läßt?

Der nächste Kritikpunkt betrifft das Simileprinzip, dessen Gültigkeit unter Beweis gestellt werden soll. Bevor das Denken Gefahr läuft, auf Abwege zu geraten, sei ein griechischer Denker, Aristoteles, vernommen: „Es ist nämlich Unerzogenheit, nicht einzusehen, mit Bezug worauf es nötig ist, nach Beweisen zu suchen, und in bezug worauf dies nicht nötig ist." (ZS, S. 6) Es ist demnach nicht Aufgabe der Homöopathie, das ihr zugrundeliegende Prinzip zu beweisen, sondern allein gemäß diesem Prinzip, dessen Entdeckung in gewisser Weise zufällig geschah, zu heilen. Auch die Naturwissenschaft und die naturwissenschaftliche Medizin vermögen das ihnen zugrundeliegende Kausalitätsprinzip nicht zu beweisen, sondern nur zu zeigen, daß sie sich danach richten. Somit können *beide* ihre Prinzipien nicht unter Beweis stellen, was die herrschende, sich als Naturwissenschaft verstehende Medizin endlich einsehen sollte.

Daß das Simileprinzip als Naturgesetzlichkeit für Heilzwecke in Betracht kommt, ahnte die Menschheit bereits von alters her. Wem wäre etwa nicht die geläufige Maßnahme, erfrorene Gliedmaßen mit Schnee abzureiben, bekannt? Hahnemann allerdings war es, der, veranlaßt durch seinen Chinarindenversuch, hier die entsprechende Gesetzmäßigkeit erkannte und durch Arzneiprüfungen an Gesunden die Voraussetzungen für eine weitgespannte praktische Anwendung schuf.

Grundsätzlich bestehen drei Möglichkeiten, zwischen der Symptomatik eines Kranken und dem Heilvermögen, quasi den Symptomen einer Arznei eine Beziehung herzustellen: erstens nach Ähnlichkeit (similia similibus – Homöopathie), zweitens nach Gegenteiligkeit (contraria contrariis – Enantiopathie beziehungsweise Antipathie) und drittens nach anderen Gesichtspunkten, was aus dem Blickwinkel der Symptomatik Beziehungslosigkeit bedeutet (Allopathie). Letztere schließt gesetzmäßiges und damit wissenschaftliches Handeln von vornherein aus. Die Behandlung von Krankheiten durch Arzneien, die gegenteilige Symptome als die der Krankheit erzeugen können, hat sich seit jeher als Palliativmethode, also zur Beschwichtigung, bewährt und ist bei lebensbedrohlichen Akutzuständen, z. B. Vergiftungen, nach wie vor zur Erhaltung der Vitalfunktionen (Atmung, Herz-, Kreislauf-, Nierentätigkeit) unerläßlich. Insbesondere bei chronischen Krankheiten aber führt dieses Verfahren zur Dauertherapie mit steigenden Medikamentendosen und verfehlter Heilung. Einer wahrhaft kurativen Therapie steht daher nur die Arzneiwahl nach Symptomenähnlichkeit offen, denn wie sollte etwa das Gegenteil eines gelben, bitteren Erbrechens nach dem Frühstück beschaffen sein?

Der letzte Haupteinwand gegen die Homöopathie betrifft die Kausalität. Soweit es sich um sogenannte Gelegenheitsursachen handelt, z. B. einen Splitter oder Knochenbruch, wird auch der homöopathische Arzt den Splitter entfernen und den Knochenbruch richten. Gelegenheitsursachen fallen damit nicht in den Zuständigkeitsbereich der Homöopathie. (vgl. Kap. III. 4) Sind hingegen echte Krankheiten gemeint, muß sich die naturwissenschaftliche Medizin zunächst einmal auf die eigene Vorgehensweise besinnen, nämlich je nach Forschungsstand wechselnde Annahmen über die Krankheitsursachen zu verkünden und vorzugeben, diese jeweils kausal zu therapieren. Dabei wird deutlich, daß bei forschungsbedingter Verabschiedung früherer Kausalitätsannahmen wohl auch die jetzigen samt Therapie bald überlebt sein dürften. Dafür liefert die Medizingeschichte bis heute reichlich Beispiele wie etwa die einstige Herdtheorie als Ursache rheumatischer Erkrankungen, therapiert durch Zähneziehen, die heutzutage durch Autoimmuntheorien abgelöst wurde, so daß mit Medikamenten, die die Immunreaktion unterdrücken, behandelt wird; oder die Annahme von Störungen der vegetativen Nervenversorgung auf konstitutioneller Basis als Ursache von Magengeschwüren, ehedem therapiert durch Diät, säurebindende Medikamente und Schmerzmittel, was der gegenwärtigen Einschätzung, Bakterien würden dieser Erkrankung zugrunde liegen, Platz machte und Antibiotika indiziert. Mit anderen Worten: Die Hahnemannsche Einsicht, daß uns die Ursachen der Krankheiten im Grunde unbekannt seien, bestätigt sich bis auf den heutigen Tag.

Ganz abgesehen davon, ob das die Naturwissenschaft mitbestimmende Kausaldenken *überhaupt* auf das Kranksein übertragen werden kann, müßte die naturwissenschaftliche Medizin einmal ihren Verdacht, die Homöopathie beseitige lediglich Symptome, belegen und zeigen, was bei heilbaren Krankheiten außer den Phänomenen noch im Spiel sein soll. Was bliebe nach deren Hinwegnahme durch die passend gewählte homöopathische Arznei denn übrig?

Im Überblick der zahlreichen Gegenschriften verwundert die mangelnde Bereitschaft, Argumente überhaupt zur Kenntnis zu nehmen. Es wird sich damit begnügt, die gleichen, längst überholten Einwände erneut vorzubringen. Ferner meiden Kritiker leider die Realisierung der Aufforderung, die Homöopathie *praktisch* zu erproben. „Macht's nach [...] aber macht's genau und sorgfältig nach, und ihr werdet sie auf jedem Schritte bestätigt finden", ruft Hahnemann seinen Gegnern zu. (RA III, S. V) Zwar gab man sich hin und wieder den Anschein, vermied es dann aber, sie *redlich* zu untersuchen,

d. h. sich exakt an die Grundprinzipien der Anwendung einer homöopathischen Arznei zu halten. Um die Gefahr zu meiden, sich hier als ernst zu nehmender Wissenschaftler zu disqualifizieren, sei allen künftigen Kritikern die Lektüre Hahnemanns „Nota bene für meine Recensenten" empfohlen. (RA III, S. III–X)

Abschließend bleibt festzustellen, daß unter den Kritikern der Homöopathie keine echten Widersacher, sondern nur Gegner, die aus Unkenntnis ihrer eigenen Voraussetzungen die Homöopathie ablehnen, zu finden sind. Warum aber nimmt sie dann nicht seit langem den ihr gebührenden Platz in der medizinischen Versorgung der Bevölkerung ein? Gewiß nicht nur wegen der Verabsolutierung des naturwissenschaftlichen Denkens, dem alles andere irrational, etwa esoterisch oder mystisch verklärt, erscheint und das verstrickt im Erklärenwollen für den anderen Horizont einer phänomenorientierten Denkweise blind ist, sondern auch wegen des „Man-Verständnisses": *Man* wisse doch längst, nämlich vom Hörensagen, wie es um die Homöopathie stehe. Der Ausgangspunkt für diese ungesehene, vorurteilende Haltung ist ein Überzeugtsein, also ein Für-wahr-halten von Vorstellungen, ohne nachzufragen. Zur Verdeutlichung: Liest ein Schüler aus freien Stücken entgegen den Tendenzen seiner Altersgruppe begeistert Schiller, wird er unverzüglich der Klassengemeinschaft suspekt. Ähnlich erginge es jedem offenen, vorurteilsfreien Wissenschaftler, der sich rein an der Sache der Homöopathie selbst orientieren möchte. Es herrscht hier also eine Art geistiger Diktatur, die im Falle der unvoreingenommenen Beschäftigung mit der Homöopathie das hohe Risiko eines Ansehensverlustes in der wissenschaftlichen Welt mit sich führt. Somit entbirgt sich die *Angst* als tieferer Grund für die Ablehnung der Homöopathie. Infolge dieser Verhältnisse stehen die Chancen für sie schlecht.

An dieser Stelle ist allerdings der Frage nach den tieferen Anlässen für die Ablehnung der Homöopathie nachzugehen. Der Hauptgrund ist hier in der herrschenden Naturwissenschaft zu sehen, die der gegenwärtig dominanten Medizin als einzig möglicher Nährboden gilt. Deshalb ist zu bedenken,

welche Bewandtnis es mit der Naturwissenschaft hat, d. h.
worin ihre Grundposition, aus der jene Haltung resultiert, eigentlich beruht.

## 4. Die Grundstellung der Naturwissenschaft

Die folgenden kurzen Ausführungen bedienen sich als Quelle
der „Zollikoner Seminare" Martin Heideggers (1889–1976),
der am klarsten die uns heutzutage bestimmende naturwissenschaftliche Grundstellung herausgearbeitet hat.

Die Naturwissenschaft hat es sich zum Ziel gesetzt, die Natur beherrschen, d. h., sie in den Griff bekommen zu wollen,
um sie sich nutzbar zu machen. Dieser Zweck erfordert, daß
die Natur als ein Ganzes gesetzmäßiger und damit berechen-
barer Bewegungsabläufe vorgestellt wird. Das wiederum
heißt, es wird eine durchgängige Meßbarkeit nötig. Daher
muß die Natur so angesetzt werden, daß sie sich auch messen
läßt. Im Zuge dieses Geschehens gilt dann der Naturwissenschaft auch nur noch das als wirklich, was sich messen läßt,
wie beispielsweise M. Planck (1858–1947) äußerte.

Wie sich bei G. Galilei (1564–1642) zeigt, realisiert die Naturwissenschaft ihr Anliegen so, daß sie von *Annahmen* aus-
geht und zwar in zweifacher Bedeutung des Wortes: als Supposition und Acception.

Supposition im Sinne von „gesetzt, daß [...]", unterstellt
etwas als seiend, was so *von sich her* nicht seiend ist. Was unterstellt die Naturwissenschaft? Galilei betrachtete den Fall
eines Apfels vom Baum auf eine Wiese. Dabei interessierten
ihn weder Apfel noch Baum oder Wiese, sondern nur noch die
meßbare Fallhöhe und die Zeit. Der Apfel war jetzt als Apfel
verschwunden. Er war lediglich noch ein Massepunkt, der
sich gesetzmäßig von einer Stelle im Raum zu einer anderen
bewegte. Hier wurden Apfel, Baum und Wiese unter das naturwissenschaftliche Naturverständnis gebracht, das nur gesetzmäßige Bewegungen von Massepunkten im Sinne einer
Ortsveränderung in einem als homogen angesetzten Raum
und einer ebenso gedachten Zeit kennt.

Als weiteres Beispiel einer naturwissenschaftlichen Supposition kann das Newtonsche Trägheitsgesetz gelten, das besagt, „jeder Körper hält in seinem Zustand der Ruhe oder der gleichförmigen, gradlinigen Bewegung aus [...]". (ZS, S. 38) Da niemand jemals „jeden Körper" gesehen hat, handelt es sich bei dieser Aussage zweifelsohne um eine Supposition.

Kant kann als der eigentliche Sprecher der Naturwissenschaft gelten, insofern er als erster das Wesen der naturwissenschaftlich entworfenen Natur auf den Begriff gebracht hat. Von ihm stammt u. a. die Aussage, „alles, was geschieht (anhebt zu sein), setzt etwas voraus, wor*auf* es *nach einer Regel* folgt." (ZS, S. 22) Damit wurde einer weiteren wesentlichen Komponente der modernen Naturwissenschaft der Boden bereitet, nämlich der Kausalität. Allerdings geriet die noch vorsichtige Kantsche, auf Zeitlichkeit bezogene Rede von „worauf" später zum „woraus", d. h. daß eines *aus* dem anderen entstehe, was jedoch nach Kant nicht wißbar ist.

Annahme meint jedoch nicht nur Supposition, sondern auch Acception – die *Hinnahme* von etwas.

Was nimmt die Naturwissenschaft nun fraglos hin? Antwort: Eben das, was sie bezüglich der Natur supponiert hat: ihre Gesetzmäßigkeit, Berechenbarkeit und Vorausberechenbarkeit; Dinge in ihr als bloße Massepunkte; ferner Raum und Zeit als durchgängig homogene, nirgends ausgezeichnete Größen und schließlich eine lückenlose Kausalität.

All das nimmt die Naturwissenschaft bedenkenlos als wahr hin, was bedeutet, daß sie mit diesen grundlegenden Suppositionen nicht experimentiert. Vielmehr setzt sie umgekehrt diese bei ihren Experimenten immer schon voraus.

Dieses naturwissenschaftliche Naturverständnis ist mithin nicht beweisbar. Die Effekte, die Wirkungen, die die Naturwissenschaft erzielt, zeigen dabei lediglich an, daß sie dem von ihr supponierten Sachbereich gerecht wird. Ein Kriterium für den Wahrheitsgehalt, d. h. der Übereinstimmung mit dem, was Natur wahrhaft *ist*, kann deshalb ein Effekt nie sein.

Was bedeutet dieser naturwissenschaftliche Ansatz nun für den Menschen? Der Mensch wird in Analogie zu einem Naturkörper als Massepunkt genommen und auf die in diesem Massepunkt vorkommenden gesetzmäßigen Bewegungsabläufe hin physiologisch, chemisch und physikalisch analysiert. Das Spezifische aber, das den Menschen erst zum Menschen macht, nämlich Vernunft, Seinsverständnis, Verhalten-zu, das auch noch seine Leiblichkeit bestimmt, wird unterschlagen. Daraus ist zu ersehen, daß die Naturwissenschaft nicht die angemessene Methode sein kann, etwas über den Menschen auszusagen. So erfolgte der von Galilei und Newton vollzogene Naturentwurf in Hinblick auf Naturkörper und nicht in Hinblick auf den Menschen! Daher kann denn auch Heidegger von dieser unbedachten Übertragung sagen: „Wie weit kommt man damit einem kranken Menschen gegenüber? Man scheitert!" (ZS, S. 23)

## C. Das Krankheitsverständnis in der Homöopathie und die daraus entspringenden Aufgaben

### 1. Der phänomenbezogene Boden der Homöopathie im Gegensatz zum naturwissenschaftlichen Menschen- und Krankheitsverständnis

Für Hahnemann zeigt sich das Kranksein ausschließlich und vollständig in den Symptomen des Patienten, wie in den Organon-§§ 7, 8, 11, 15, 17 und 18 zu lesen ist: „Da man nun an einer Krankheit [...] sonst nichts wahrnehmen kann, als die Krankheits-Zeichen [...] so muß, mit einem Worte, die Gesammtheit der Symptome für den Heilkünstler das Hauptsächlichste, ja Einzige sein, was er an jedem Krankheitsfall zu erkennen und durch seine Kunst hinwegzunehmen hat, damit die Krankheit geheilt und in Gesundheit verwandelt werde." (ORG VI, § 7) In der Homöopathie müssen Symptome, d.h. Krankheitszeichen, als Phänomene im *ursprünglichen* Sinn verstanden werden – trotz des von Hahnemann epochebedingt vertretenen Vitalismus. Der Begriff „Phänomen" meint das Sichzeigende, solches, was sich an ihm selbst zeigt, d.i. wo

42

das, was sich zeigt und das, was *ist*, zusammenfällt. „Wieviel Schein jedoch, so viel »Sein«." (SZ, S. 36)

Zur näheren Interpretation des Phänomenbegriffs orientieren wir uns an dem, was Heidegger entwickelt hat: „Der griechische Ausdruck phainomenon, auf den der Terminus »Phänomen« zurückgeht, leitet sich von dem Verbum phainesthai, her, das bedeutet: sich zeigen [...] Als Bedeutung des Ausdrucks »*Phänomen*« ist daher *festzuhalten*: das *Sich-an-ihm-selbst-zeigende*, das Offenbare." (SZ, S. 28) Wenn also Symptome Phänomene im ursprünglichen Sinne sind, heißt das, daß sich in ihnen das Kranksein selbst zeigt.

Für die naturwissenschaftliche Medizin dagegen sind Symptome lediglich *Erscheinungen* von etwas, das sich selbst nicht zeigt. Als Beispiel diene eine alltägliche Akuterkrankung: Stechen im geröteten Rachen beim Gähnen oder Leerschlucken, das sich durch warme Getränke lindern läßt, verbunden mit Abgeschlagenheit, leichtem Schwitzen bei geringer Bewegung und Appetitlosigkeit. Die Homöopathie sieht in diesen Symptomen das Kranksein *selbst* präsent, während es sich für die naturwissenschaftliche Medizin dabei lediglich um die Erscheinung einer sich selbst nicht zeigenden Krankheit handelt. Diese Krankheit und deren Ursache wird dann unter Zugrundelegung des auf den Menschen übertragenen naturwissenschaftlichen Naturverständnisses gesucht und hier etwa als Streptokokkeninfekt diagnostiziert. Beachtenswert ist hierbei übrigens der Umstand, daß selbst die moderne apparative Diagnostik nicht gänzlich auf krankhafte Phänomene verzichten kann. Es muß nämlich auch für sie zuvor unapparativ wahrnehmbar vom Patienten her etwas gegeben sein, um wenigstens einen Ansatzpunkt für eine Diagnostik zu besitzen.

Hahnemann hat dieses Vorgehen, Krankheitszeichen auf Ursachen zurückzuführen, unter Berufung auf die Kantsche Philosophie kritisiert. Dieser gemäß sind Ursachen, d.h. Dinge, die sich nicht zeigen, für uns nicht erkennbar und können folglich nur als Hypothesen hingenommen werden. Die Geschichte der Medizin, die beweist, wie häufig man sich bei der Ursachensuche getäuscht hat, gibt Hahnemann offensichtlich recht.

Das die Homöopathie Auszeichnende beruht also darin, unter Vermeidung aller theoretischer Erklärungen die krankhaften Phänomene so hinzunehmen, wie der Kranke und möglicherweise seine Mitmenschen sie *unmittelbar* erfahren. Die Symptome werden dabei nicht objektiviert, sondern als das belassen, was sie für den Kranken (gegebenenfalls einschließlich seiner Umgebung) sind: Weisen seines Seins, in dem er lebt, in dem er sie erleidet.

Es wäre auch verfehlt, den Kranken im Sinne des neuzeitlichen Menschenverständnisses als ein von der Welt isoliertes Subjekt zu deuten. Sein Sein beruht vielmehr gerade im In-der-Welt-sein, d.h. wenn der Mensch krank ist, ist sein In-der-Welt-sein im Sinne einer Privation, eines Nicht-mehr-Verfügenkönnens über seine freien Vollzugsmöglichkeiten, wozu auch sein Verhältnis zu den Mitmenschen zählt, gestört. So reduziert sich das Kranksein etwa eines Schwerhörigen nicht auf den pathologischen Befund im Bereich seines Trommelfells, sondern zeigt sich unmittelbar in allen Einschränkungen im Sein mit anderen Menschen, im Aufenthalt in freier Natur, im Hören von Musik usw. Daß Hahnemann das Kranksein so verstanden hat, läßt sich unschwer aus allen seinen Arzneiprüfungen entnehmen. Nur ein kleines Beispiel sei hier angeführt. So heißt es in der Sulphur-Prüfung: „Es ist ihm Etwas vor das linke Ohr getreten, sodass er Alles wohl hören, doch nicht Menschen-Sprache verstehen kann." (CK V, S. 340, Nr. 326)

In der Naturwissenschaft fallen Apfel, Baum und Wiese als solche weg. In der Homöopathie sind sie wieder da! Die Homöopathie geht nicht wie die Naturwissenschaft von Krankheitserscheinungen aus, die auf Meßwerte reduziert sind, sondern von der Erfahrung des Krankseins, wie sie ursprünglich vom Kranken gemacht wird. Die Rede vom phänomenbezogenen Boden der Homöopathie meint also, daß die sich aufgrund einer alltäglichen Krankheitserfahrung zeigenden Symptome *als solche* selbst das Kranksein ausmachen und die unmittelbare Richtschnur des therapeutischen Handelns bilden.

Im Hinblick auf die sichere Voraussagbarkeit des Ergebnisses ihres Handelns verhält es sich mit der Homöopathie ähnlich wie mit den Naturwissenschaften, etwa der Physik und Chemie. Allerdings bezieht sich die Vorherbestimmbarkeit in der Homöopathie auf den *Einzelfall* und nicht – wie in der sich an der Naturwissenschaft orientierenden herrschenden Medizin – auf statistische Vorhersagen über ein Kollektiv, die im Einzelfall nur Zufall bleiben. Dabei geht die Homöopathie aber nicht *als* Naturwissenschaft, also mit deren ontologischen Voraussetzungen und Methoden (Suppositionen über Raum, Zeit, Bewegung; Kausalität; Meßbarkeit als Voraussetzung der Berechenbarkeit) vor, sondern richtet sich allein nach dem, was *vor* jeder Theoriebildung schon hingenommen worden ist, aus: nach den krankhaften Phänomenen, von denen auch alle naturwissenschaftlichen Erklärungsversuche des Krankseins ihren Ausgang nehmen müssen.

## 2. Die zeitgenössische Homöopathie

Außenstehende werden nicht selten mit der Schwierigkeit konfrontiert, zwischen homöopathischem Arzt, Heilpraktiker und Homöopath unterscheiden zu müssen. Die deutsche Medizinalgesetzgebung legt die Krankenbehandlung in die Hand der Ärzte, die nach absolviertem Studium einschließlich praktischer Tätigkeit die Genehmigung zur Ausübung der Heilkunde erhalten. Daneben ist – ohne Ausbildungsnachweis – bei gleichzeitiger Erfüllung gewisser Bedingungen und bei Beachtung bestimmter Einschränkungen die Krankenbehandlung auch durch Heilpraktiker gesetzeskonform. Beide, Arzt wie Heilpraktiker, können sich dabei als Heilmethode der Homöopathie bedienen. Der Arzt wird hier allerdings nach entsprechender Qualifikation die von der Ärztekammer verliehene Zusatzbezeichnung „Homöopathie" führen. Bei der im Volksmund üblichen Rede von „Homöopath" bleibt daher offen, ob es sich um einen Arzt oder Heilpraktiker handelt.

Die Homöopathie wird häufig mit sogenannten Alternativ- oder Außenseiterverfahren wie Naturheilkunde, Phytotherapie oder anthroposophischer Medizin verwechselt. Dieser Irrtum beruht auf der Unkenntnis vom Wesensunterschied dieser

Therapieformen im Vergleich zur Homöopathie. Sie nämlich gewinnt als Heilkunde der Erfahrung – so auch der Titel einer bereits erwähnten, von Hahnemann 1805 herausgegebenen Schrift – ihr Wissen über das Heilvermögen ihrer Therapiewerkzeuge *vor* jeglicher Behandlung aus dem Versuch an Gesunden (a priori) und schreitet dann zur gesetzmäßigen Anwendung. Wohingegen die anderen genannten Methoden wie auch die naturwissenschaftliche Medizin ihre Kenntnisse aus dem Ergebnis der Krankenbehandlung (a posteriori) beziehen, und sie ferner über keine gesetzhafte Struktur zur Anwendung ihrer Erfahrung verfügen. Daher bleibt ihnen auch eine sichere Heilungsvoraussage für den Einzelfall verwehrt, welche sich allenfalls statistisch für ein Kollektiv treffen läßt. Schon aufgrund dieser prinzipiellen Unterschiede gibt sich die Homöopathie als völlig eigenständiges Verfahren zu erkennen. Daß sie überdies nichts mit Esoterik oder New Age-Bewegungen gemein hat, versteht sich inzwischen von selbst.

Wegen mangelnder staatlicher Förderung fehlt es der Homöopathie an geeigneten Ausbildungsmöglichkeiten. Ein Lehrkörper konnte sich bisher nur auf privater Basis herausbilden, da der homöopathische Arzt zunächst einmal seine Praxis zu versorgen und damit auch seinen Lebensunterhalt zu verdienen hat, um sich dann in der knapp bemessenen Freizeit den Lehraufgaben zu widmen. Dementsprechend ist die Kenntnislage der Homöopathie ausübenden Praktiker sehr uneinheitlich.

Die Hauptschwierigkeit liegt dabei im unzureichenden Verständnis der Grundlagen, beispielsweise der apriorischen Heilungsgewißheit. Mancher begabte Praktiker hilft seinen Patienten in erstaunlicher Weise, ist aber überfordert, wenn er die vorwissenschaftlichen Voraussetzungen der Homöopathie artikulieren soll, was jedoch Grundbedingung für jede Auseinandersetzung mit der naturwissenschaftlichen Medizin ist. So eröffnen sich Abwege wie etwa das Beweisenwollen des Ähnlichkeitsprinzips durch klinisch-aposteriorische Studien, wobei verkannt wird, daß das Zu-Beweisende längst vorausgesetzt wurde. Oder man beugt sich dem Diktat der Naturwissen schaft, ohne deren Wesen und damit ihren Zuständigkeitsbereich zu bedenken, und möchte mit deren Methoden sogenannte Hochpotenzwirkungen belegen. Auch ohne Philosoph zu sein, hatte bereits Hahnemann erkannt: „Jede Wissenschaft kann nur Gegenstände erörtern, die ihres Wirkungskreises sind." (RA III, S. XXIX) In diesem Zusammenhang sei auch noch darauf hingewiesen, daß ihren Voraussetzungen nach verschiedene Wissenschaften, wie Homöopathie und naturwissenschaftliche Medizin, sich nicht gegenseitig die Anerkennung zu- oder absprechen können. Daher bleibt die immer wieder geführte Rede von der fehlenden *offiziellen* Anerkennung der Homöopathie eine unbedachte Grenzüberschreitung der naturwissenschaftlichen Medizin.

Im Zuge der mangelnden Aufgeschlossenheit für das Fundament der Homöopathie und einer daraus erwachsenden partiellen Orientierungslosigkeit werden denn auch weltreisende Homöopathiedozenten enthusiastisch gefeiert, ohne zu bedenken, daß jenen zwar selten das erforderliche Charisma, häufig dagegen selbst einfachste Kenntnisse der deutschen Sprache fehlen. Die Homöopathie aber ist primär in dieser ausgearbeitet worden, und bevor es nicht durchgängig tadellose Übersetzungen ihrer Basisliteratur gibt, ist ein Dozent mit anderer Muttersprache vielleicht nicht in bezug auf die Praxis, gewiß aber hinsichtlich ihrer Grundlagen im Nachteil. Bisher hat die deutsche Homöopathie große Schwierigkeiten, der es offensichtlich an Selbstvertrauen mangelt, diese einfachen Zusammenhänge zu verstehen.

Infolge der zuvor dargestellten Sachverhalte verwundert es auch nicht, daß die Homöopathie seit langem einem Zersplitterungsprozeß unterworfen ist. Dabei bildeten sich verschiedene Strömungen, die sich als Homöopathie ausgeben, heraus, ohne eigens zu bedenken, worin diese denn eigentlich noch bestehen soll, wenn man ihre Grundlagen preisgegeben hat. Beispiele dafür sind die sogenannte naturwissenschaftlich-kritische Richtung oder auch die befremdliche Vorgehensweise, einzelne Mittel zu mischen und unter der Bezeichnung „Komplexmittel-Homöopathie" einzusetzen. Wie könnte je ein am Gesunden nicht erprobtes Gemisch zu einer Kranken-symptomatik in Ähnlichkeitsbeziehung treten? Aus Abgren-zungsgründen nehmen daher diejenigen, die lege artis Homöo-pathie praktizieren, für ihr Verfahren den Begriff „Klassische Homöopathie" in Anspruch, der solange erforderlich ist, wie Trittbrettfahrer nicht in ihre Schranken verwiesen sind.

Daneben erfreut sich seit jeher die Laienhomöopathie, etwa die mütterliche Verordnung für das fiebernde Kind, großer Beliebtheit. Wie im praktischen Teil noch gezeigt wird, ist das Erlernen und einigermaßen sichere Handhaben der Homöopa-thie eine schwierige Aufgabe, die auch viele Ärzte nach an-fänglichem Interesse zurückschrecken läßt, wenn sie erkennen, daß sie hierfür einen Aufwand betreiben müssen, der durch-aus dem einer Facharztausbildung entspricht. Deshalb liegt ei-gentlich auf der Hand, wie sehr jeder Laie überfordert ist, wenn er mit Hilfe eines der zahlreichen Bücher zur Selbstbe-handlung das richtige Mittel wählen soll. Die Homöopathie gehört nun einmal in die Hand von Fachleuten.

Alle erwähnten Umstände tragen zu einem wissenschaftli-chen Ansehensverlust der Homöopathie bei. Wen verwundert es, daß medizinische Fakultäten, Teile der Ärzteschaft und Politiker sich mit einer zureichenden Orientierung schwertun? Andererseits muß man ihnen auch vorwerfen, daß sie nicht den nötigen Einsatz erbringen, sich anhand der Quellen und zahlreichen Sekundärliteratur selbst ein Bild zu machen.

### 3. Die Aufgabenstellung innerhalb der Homöopathie

Die Entwicklung der Homöopathie kann nicht in der Wand-lung ihrer Grundprinzipien bestehen, sondern nur in der jahr-zehntelang, auch aufgrund fehlender finanzieller Mittel ver-nachlässigten Revision ihres Instrumentariums. Dieses besteht im wesentlichen aus der Arzneimittellehre, der Materia medi-ca homoeopathica. Hahnemanns diesbezügliche Sammlungen wurden bereits erwähnt. Mit Ausbreitung der Homöopathie nahm auch die Zahl ihrer Forscher zu, so daß unzählige wei-tere Abhandlungen als Monographien oder Zeitschriftenbeiträge hinzukamen. Letztere finden sich weltweit in etwa 750 Periodika verstreut, die zum Teil über lange Zeiträume fortgeführt wurden und einen Jahresumfang von bis zu tausend Druckseiten erreichten. Hier alle seriösen Arzneierst- und -nachprüfungen aus den Primärquellen zu sammeln und in praxisgerechter Anordnung zusammenzustellen, zusätzlich bereichert um die aus klinischen Erfahrungen (Falldarstellungen) bestätigten Symptome, was sich mit den heutigen technischen Hilfsmitteln trotz des erheblichen Ausmaßes bewältigen ließe, ist die wissenschaftliche Hauptaufgabe der zeitgenössischen Homöopathie. So liegt in der über 200 Jahre gewachsenen Literatur ein Wissen brach, das manchem Praktiker treffsicherere Verordnungen gestatten würde, wenn er nur über vollständige Symptomensammlungen verfügen könnte.

Nach Bewältigung der Aktualisierung der Materia medica homoeopathica leiten sich daraus zwei weitere Aufgaben ab: einerseits die Schaffung abgekürzter Werke, die die charakteristischen Züge einer jeden Arznei mit dem Ziel darstellen, deren Gemeinsamkeiten und Unterschiede leicht überblicken beziehungsweise sich einprägen zu können. Andererseits die Erstellung umfassender Symptomenverzeichnisse, sogenannter Repertorien, die den Ausgang von den jeweiligen Patientensymptomen ermöglichen und die entsprechenden Mittel nennen. Damit wäre die in diesen Sachbereichen seit langem bestehende Literatur auf den neuesten Stand gebracht.

Die weitere Prüfung bisher nur fragmentarisch untersuchter Arzneien ist zu den nächsten Aufgaben zu rechnen. Allerdings sieht sich dieses Vorhaben der Schwierigkeit gegenüber, geeignete Probanden zu finden. Gerade die Prüfungsversuche der letzten Jahre strotzen nämlich in Einklang mit den Strömungen der Zeit vor Psychologismen, die größtenteils unverwertbar sind.

Schließlich ist es vonnöten, einen höheren Ausbildungsstandard anzustreben. Nur sorgfältig und umfassend unterwiesene Ärzte, die vor allem den Umstieg von der naturwissenschaftlich orientierten Pathologie zur unmittelbar am Kranken erfahrbaren Symptomatologie geschafft haben, sind Garanten dafür, daß ein Patient die erforderliche Hilfe erfährt, die Homöopathie mehr Ansehen gewinnt und zum allgemein akzeptierten festen Bestandteil des Gesundheitswesens wird.

# III. Praxis der Homöopathie

## 1. Symptomenerhebung

Da auch der homöopathische Arzt zunächst einmal *Arzt* ist, ignoriert er keineswegs die etablierten diagnostischen Maßnahmen. So veranlaßt auch er notwendige Labor-, Röntgen- oder Ultraschalluntersuchungen usw., wobei diese für ihn allerdings einen anderen Stellenwert besitzen: Sie bilden nicht die Basis für das therapeutische Vorgehen, sondern entscheiden lediglich mit darüber, ob eine homöopathische Behandlung überhaupt angezeigt ist (vgl. Kap. III.4.), fordern im Falle bestimmter Infektionskrankheiten die Isolierung des Patienten, dienen möglicherweise der Einleitung unterstützender Maßnahmen (z.B. Diät), verbessern die Stimmigkeit einer Prognose und gewährleisten nicht zuletzt die juristische Absicherung der eingeleiteten Behandlung.

Ebenso wie in der herkömmlichen Medizin wird zunächst die Vorgeschichte des Patienten erhoben, d.h. die sogenannte Anamnese hinsichtlich der Vorerkrankungen, Operationen und Impfungen, der Familienkrankheiten und sozialen Verhältnisse sowie der Medikamenteneinnahme. Daran schließt sich der spezielle Teil der Symptomenerhebung, wie er in der Homöopathie erforderlich ist, an, dessen Ziel in der Gewinnung möglichst aller, detailliert beobachteter krankhafter Phänomene liegt.

Zu den Voraussetzungen eines erfolgreichen Konsultationsverlaufs zählen eine wohlüberlegte Sprechzimmergestaltung ebenso wie Störungsfreiheit während der vergleichsweise oft langen Gespräche, so daß dem Patienten ein freies Vortragen seiner Anliegen erleichtert wird. Ferner gewährt man ihm auch regelmäßig die erforderliche Zeit, alle Beschwerden vollständig äußern zu können.

Der homöopathische Arzt befindet sich während der Konsultation in einer Haltung des vorurteilslosen Vernehmens der Krankheitszeichen. Es gilt zu beobachten, zu hören und die Angaben möglichst in der Ausdrucksweise des Patienten zu notieren. Dabei achtet der Arzt streng darauf, sich nicht auf jeweils zeitgenössische pathologische Festlegungen in Form irgendwelcher Diagnosen einzulassen, sondern nimmt alles unvoreingenommen hin und prüft es lediglich auf Deutlichkeit, womit gesagt sei, daß verschwommene Angaben keine Handhabe für eine spätere Mittelwahl bieten können. Er hütet sich, den Patienten zu präzisen Angaben zu drängen und dementsprechend nur Gefälligkeitsaussagen zu erhalten.

Im einzelnen beginnt der Patient gewöhnlich mit dem Spontanbericht seines Anliegens, das ihn zum Arzt geführt hat und welches sich auch als Hauptbeschwerde oder Hauptsymptom klassifizieren läßt. Unvorbereitete Patienten sehen danach bereits das Ende der Konsultation erreicht, denn alle anderen erfahrenen Abweichungen vom gesunden Zustand scheinen ihnen untergeordnet, eventuell mit geringerem Leidensdruck verbunden und deshalb nicht erwähnenswert. Da aber gerade die im Geleit des Hauptsymptoms entstandenen weiteren Beschwerden oder Nebensymptome, so die Terminologie, endgültig über die Wahl der passenden Arznei entscheiden, wird der Patient aufgefordert, eben auch diese vollzählig zu berichten. Im Anschluß daran spricht der Arzt alle erhobenen Haupt- und Nebensymptome noch einmal an und ergänzt etwaige fehlende Elemente eines jeden Symptoms.

Prinzipiell besteht jedes sogenannte vollständige Symptom aus Ort (z. B. Magengrube), Empfindung (z. B. Stechen) oder Befund (z. B. Rötung), Umständen der Verschlimmerung (z. B. nach dem Essen) bzw. der Besserung (z. B. durch warme Auflagen), Modalitäten genannt, und zeitgleich auftretenden Begleitsymptomen (z. B. Frieren). Da ein Patient selten in bezug auf jedes seiner Symptome aller vier möglichen Symptomenelemente gedenkt, müssen diese eben erfragt werden.

Danach zieht der Arzt Erkundigungen über alle bisher noch nicht zur Sprache gekommenen Leibesbereiche ein, wobei sich die Einhaltung einer gewissen Reihenfolge bewährt hat: Verdauungstrakt (z. B. Appetit, Durst, Abneigung gegen beziehungsweise Verlangen nach bestimmten Nahrungsmitteln, Unverträglichkeiten, Aufstoßen, Sodbrennen, Übelkeit, Erbrechen,

Blähungen, Stuhlgang); Schlaf (z. B. Einschlafen, Durchschlafen, Beschwerden im oder nach dem Schlaf, Träume); Menstruation (z. B. Stärke, Dauer, Beschaffenheit); Einflüsse von Temperatur und Witterung; Frieren, Wärmegefühl, Schweiß; Haut (z. B. Ausschläge, Heilungstendenz usw.), gefolgt von allen Leibesregionen nach dem Kopf-zu-Fuß-Schema. Zuletzt werden in der Regel die Geistes- und Gemütssymptome angesprochen.

Es versteht sich von selbst, daß im Rahmen diese Buches nur flüchtige Andeutungen über die einzelnen Fragenbereiche gemacht werden können. Zu beachten ist jedenfalls, daß sie ohne Suggestion bestimmter Antworten formuliert werden. Auch läßt man sich die betroffenen Leibesregionen zeigen, denn wo sich etwa Nieren oder Kreuz tatsächlich befinden, weiß nicht jeder Patient.

Oberstes Ziel des Patientengesprächs ist es, selten vorkommende, das Kranksein auszeichnende, merkwürdige Symptome zu erheben, um damit Gewichtiges für die spätere Mittelwahl in der Hand zu haben. Bei C. v. Bönninghausen (1785–1864) ist dazu zu lesen: „Aber eben diese *Karakteristik* ist ja unstreitig das *Wesentlichste* bei der Wahl des *passendsten Heilmittels*, und nichts beweist sicherer und bündiger die Tüchtigkeit eines homöopathischen Heilkünstlers, als wenn er die Fähigkeit besitzt, bei seinem Kranken-Examen solche Symptome an's Tageslicht zu bringen, welche zu den *Seltenern* gehören und *nur wenigen Mitteln* zukommen, mithin ganz *bestimmte* und *zweifellose Indikationen* auf eine einzige *Arznei darbieten.*" (KEU, S. XVII)

Grundregel bei allem ist: Je ausführlicher der Patient berichtet und je weniger man erfragen muß, desto besser, d. h. verläßlicher für die spätere Arzneiwahl.

Nach Abschluß der Patientenbefragung wird eine gründliche körperliche Untersuchung vorgenommen, die keine Besonderheit der Homöopathie ist, sondern zum selbstverständlichen Vorgehen jedes sorgfältigen Arztes gehört. Dabei stößt man gelegentlich auf Befunde, die in der naturwissenschaftlichen Medizin zwar bekannt sind, aber keine Rolle spielen, wie beispielsweise eine Landkartenzunge, die jedoch aus der Sicht der homöopathischen Arzneiwahl bedeutsam sein können. Zum Ende der Symptomenerhebung nimmt man gegebenenfalls noch die von Angehörigen gemachten Beobachtungen auf.

Nicht selten wird der Arzt im Patientengespräch mit Schwierigkeiten konfrontiert. So liefern manche Kranke, besonders nach vorheriger Konsultation vieler Ärzte und durch Anhäufung von entsprechendem Halbwissen, gleich fertige Diagnosen wie „Kreislaufstörung", „Depression" oder „Pilzinfektion". Sind im ersten Fall Schwindel, Ohnmacht, Benommenheit, Herzklopfen, Frieren usw. gemeint, im zweiten Unlust, Traurigkeit, Selbstmordgedanken usw. und im dritten Vaginalausfluß, -brennen oder -jucken? In solchen Situationen bedarf es nicht selten erheblicher ärztlicher Geduld, den Blick des Patienten für das unmittelbar Sichzeigende, für das Phänomen zu schärfen.

Durch die Psychologisierung des Alltäglichen, die zu den Erscheinungen unserer Zeit gehört, trifft man auch auf Patientenangaben wie „schweres Atmen in belastenden Streßsituationen, mit denen ich mich innerlich nicht identifizieren kann", oder „oft stellen sich bei mir totale emotionale Blockaden ein". Wer durchweg eine solche Sprache spricht, ist selten homöopathisch heilbar, weil der Arzt kaum herausbekommen wird, was eigentlich gemeint ist.

Zu den weiteren Erschwernissen der homöopathisch orientierten Symptomenerhebung zählen die oberflächlichen Beschreibungen, die beispielsweise oft beruflich überlastete Mütter von ihren kranken Kindern abgeben. Mangel an Zeit für eine genauere Beobachtung kann jedoch auch der beste homöopathische Arzt nicht ausgleichen. Daß es hinderlich ist, wenn Patienten – aus welchen Gründen auch immer – Symptome verschweigen oder zu bequem sind, sich zu beobachten, versteht sich von selbst.

Im bisherigen wurde überwiegend die Symptomenerhebung im chronischen Krankheitsfall dargestellt. Bei Akuterkrankungen – z.B. Mandel- oder Mittelohrentzündungen, Bronchitis oder Ischialgie – beschränkt sich das Vorgehen einzig auf die Gewinnung der Akutsymptome, was sich oft in wenigen Minuten bewerkstelligen läßt, wohingegen die sorgfältig geleitete Erstkonsultation im chronischen Fall gewöhnlich mindestens eine Stunde in Anspruch nimmt. Nach allem gilt die Regel: Ein gut aufgenommener Patient ist halb geheilt.

Bevor ein praktisches Beispiel dies alles veranschaulichen soll, seien Hahnemanns bedeutende Leistungen auf dem Gebiet der Symptomenerhebung herausgestellt: Ihm gebührt das Verdienst, erkannt zu haben, daß die Berücksichtigung der Nebensymptome und Modalitäten von erheblicher Wichtigkeit für die Therapie, d. h. für die Arzneiwahl ist, wie weiter unten noch gezeigt werden wird. Diese seit 200 Jahren auch praktisch bewährte Einsicht hat bis heute noch keinen Eingang in die naturwissenschaftliche Medizin gefunden, die Nebenbeschwerden in anderen Leibesbereichen zumeist gänzlich mißachtet oder allenfalls den scheinbar dafür zuständigen Spezialisten überläßt.

Es erscheint eine 26jährige Patientin in der Sprechstunde und klagt über krampfartige Schmerzen am Herz, so als würde es von einer Hand zusammengedrückt. Diese sind infolge eines großen Kummers vor zwei Jahren erstmals aufgetreten und stellen sich nun immer wieder ein und zwar besonders dann, wenn ihr traurige Gedanken durch den Kopf gehen. Diese Schmerzen können sich zum Magen oder in den linken Arm erstrecken. Zeitweise tritt auch ein Brennen hinter dem Brustbein auf.

Neben dieser hauptsächlichen Beschwerde bestehen seither noch Schmerzen in der Magengrube, die ringförmig zum Rükken verlaufen, ferner eine Kloßempfindung im Hals, wenn sie unter Zeitdruck steht, und halbseitige Gesichtsschmerzen, die sich bei leichter Berührung verstärken. Außerdem knirscht sie im Schlaf mit den Zähnen. Alleinsein wird überhaupt nicht vertragen.

Überdies lassen sich Symptome, die schon vor ihrer jetzigen Erkrankung bestanden, in Erfahrung bringen: oft wiederkehrender Herpesausschlag an der rechten Unterlippe, seltener an den Nasenflügeln; Blähungen, die den Bauch auftreiben, wenn sie lange sitzt oder zu viel oder zu schnell ißt; sporadisch auftretender weißer, flockiger Vaginalausfluß mit Jucken und Brennen; Neigung zu Verstopfung; sehr wenig Durst, trinkt nur geringe Mengen; ausgesprochenes Verlangen nach Salz; Schwindel beim Hochkommen aus der Hocke; es entsteht rasch das Gefühl, verlassen zu sein.

In Hinblick auf Vorerkrankungen sowie die körperliche Untersuchung ergab sich nichts Nennenswertes. Da hier die speziellen Eigenheiten der homöopathischen Symptomenerhebung und die für die Arzneiwahl wichtigen Punkte dargestellt werden sollten, bleiben die mit der naturwissenschaftlichen Medizin gemeinsamen Teile der Anamnese unerwähnt.

## 2. Fallanalyse und Instrumentarium

Unter den Voraussetzungen, daß das Kranksein des jeweiligen Patienten dem Indikationsbereich der Homöopathie angehört und krankheitsunterhaltende Faktoren beseitigt wurden, beginnt jetzt für den Arzt das streng methodische Vorgehen der Arzneiwahl. Abgesehen von kleinen, wenige Symptome darbietenden Akutfällen weiß er aus der Symptomenfülle des großen Schatzes homöopathischer Arzneien selten die ähnlichste auf Anhieb und ohne Hilfsmittel zu bestimmen. Wie diese zur Anwendung gelangen, soll im folgenden und zwar vornehmlich für chronische Krankheiten gezeigt werden.

Die Fallanalyse beziehungsweise Arzneifindung gliedert sich prinzipiell in drei Abschnitte, nämlich in Sichtung der Symptomatik, Repertorisation und endgültige Mittelwahl. Zunächst gilt es, die erhobene Symptomatik auf Angaben hin zu prüfen, die keine echten Symptome darstellen und somit fortfallen. Dazu gehören Diagnosen durchlaufener Erkrankungen, z.B. Masern oder Nierenbeckenentzündung, ferner Charaktereigenschaften, die einen Menschen als denjenigen, der er ist, mitbestimmen und ihn schon immer kennzeichneten, des weiteren Konstitutionsmerkmale wie Körperbau, Augen- und Haarfarbe und letztlich Erkrankungen der Vorfahren. Zusammenfassend läßt sich sagen, daß die homöopathische Arzneiwahl und -verordnung auf Krankhaftes, also auf zu Heilendes abzielt und daher die aufgezählten Punkte nicht berücksichtigt werden.

Im nächsten Schritt gilt es, von allen Symptomen abzusehen, die, zumeist mit geringem Leidensdruck verbunden, schon immer irgendwie präsent waren, gewissermaßen den Patienten auf weiten Strecken seines Lebens begleiteten. Es bleiben damit außer der Hauptbeschwerde noch alle diejenigen Symptome übrig, die mit oder nach deren Einsetzen begannen und andauern, d. h. die Nebensymptome. Aus diesem Kreis werden nun alle Symptome ausgesondert, die nicht näher bestimmt oder häufig bei Kranken anzutreffen sind, beispielsweise Appetitmangel, Müdigkeit, Schlaflosigkeit, Übelkeit, und die das Kranksein *dieses* Patienten nicht hinreichend von anderen unterscheiden. Es wird sozusagen diejenige Symptomatik herauskristallisiert, die den Krankheitszustand des betreffenden Patienten charakterisiert. Dabei hat man sich vor jeder Umdeutung von Symptomen, was besonders für den Gemütsbereich gilt, zu hüten. Schließlich werden bei lang andauernden Leiden unter den charakteristischen Symptomen die erst in jüngerer Zeit entstandenen hervorgehoben, da sie die Arzneiwahl anführen.

Angewandt auf das oben gegebene Beispiel von der 26jährigen Patientin, reduziert sich die verwertbare Symptomatik in Kurzform auf folgendes:

*Hauptsymptom:*
Herz, krampfartige Schmerzen
     als würde es von einer Hand zusammengedrückt
     Kummerfolge
     Erstreckung zum Magen oder linken Arm
     begleitet von traurigen Gedanken
Brustbein, Brennen hinter

*Nebensymptome:*
Magengrube, Schmerzen erstrecken sich ringförmig
zum Rücken

Hals, Kloßempfindung
Gesichtsschmerzen, halbseitig
    Verschlimmerung bei leichter Berührung
Zähneknirschen im Schlaf
Alleinsein, unerträglich

Im zweiten Schritt der Fallanalyse geht man quasi zur mechanischen Ausführung der Arzneifindung über. Dazu bedarf es eines Verzeichnisses, das nach Symptomen, hinter denen die ihnen entsprechenden Mittel aufgeführt sind, angeordnet ist. Die Fachsprache bezeichnet ein solches als *Repertorium.*

Das erste Werk dieser Art wurde 1805 von Hahnemann veröffentlicht, das sich allerdings aufgrund seiner alphabetischen Anordnung in der Praxis nicht bewährte. Es dauerte noch mehr als 25 Jahre, bis andere Verfasser praktikablere Werke geschaffen hatten. Bis zur Gegenwart sind in Buchform etwa 200, als Zeitschriftenbeiträge ungefähr 500 Repertorien veröffentlicht worden.

Die gebräuchlichen Repertorien lassen sich grob in allgemeine, die alle Bereiche des Krankseins umfassen, einteilen und in spezielle, die Teilbereiche, z. B. Augen oder Husten, beinhalten oder einer bestimmten Symptomenklasse gewidmet sind, z. B. Modalitäten oder Als-ob-Symptome. Üblicherweise stehen die Repertorien als Bücher zur Verfügung, aber auch Lochkarteien und Computerversionen haben sich eingebürgert. Heutzutage sind vor allem das „Therapeutische Taschenbuch" von C. v. Bönninghausen und das „Repertory of the Homoeopathic Materia Medica" von J. T. Kent (1849–1916), zumeist in überarbeiteten Fassungen, etabliert.

Nachdem man sich fallabhängig für das geeignete Repertorium entschieden hat, werden aus der Gruppe der prinzipiell verwertbaren Patientensymptome die wenigen charakteristischen, wobei die Umstände der Verschlimmerung oder Besserung, d. h. die Modalitäten, oft besonders bedeutsam sind, im Repertorium aufgesucht. Man notiert nun alle, für jedes Symptom genannten Mittel und zieht darunter diejenigen in die engere Wahl, die überall vorkommen. Bei Verwendung von

Lochkarteien zeigt die durchlaufende Perforation die zu berücksichtigenden Arzneien. Computer listen die entsprechenden Mittel selbständig auf.

Im obigen Fallbeispiel ragt Kummer als Anlaß für die Entstehung des Hauptleidens heraus und führt daher die Arzneiwahl an, was für Veranlassungen von Beschwerden regelmäßig gilt. Das Symptom findet sich im Repertorium von Kent unter Brust, Konstriktion, Herz, Kummer, nach (S. 828). Die beiden nächsten wesentlichen Symptome sind unter Gemüt, Gesellschaft, Verlangen nach (S. 12), und Zähne, Zähneknirschen, Schlaf, im (S. 432), verzeichnet. Damit ergibt sich Ignatia als einziges in allen Rubriken enthaltenes Mittel.

Im dritten Schritt der Fallanalyse vergleicht man die aus der Repertorisation resultierenden Mittel in der *Materia medica*, d. h. den Verzeichnissen der Arzneien mit den ihnen zugehörigen Symptomen. Es werden dabei in der Arzneimittellehre die einzelnen Mittel vorwiegend in Hinblick auf eine Entsprechung zu den nicht bereits in die Repertorisation eingeflossenen Symptomen nachgelesen, wobei auch die Stimmungslage des Kranken unter den Symptomen der passendsten Arznei gefunden werden sollte.

Die diesbezüglichen Hahnemannschen Sammlungen wurden schon erwähnt, aber ähnlich wie in puncto Repertorien hat die Homöopathie auch hinsichtlich der Arzneimittellehre Literatur beachtlichen Ausmaßes hervorgebracht. Zu den Standardwerken gehören die jeweils zehnbändigen, englischsprachigen „Leitsymptome" von C. Hering sowie die „Enzyklopädie" von T. F. Allen (1837–1902), in denen sich die meisten homöopathischen Arzneien mit ihren nach dem Kopf-zu-Fuß-Schema aufgeführten Symptomen finden lassen. Daneben haben sich zahlreiche weitere Werke bewährt, darunter auch solche, die die für jede Arznei charakteristischen Symptome nennen, womit dem Lernenden die Möglichkeit geboten wird, sich die Unterschiede einzuprägen. Dank des erarbeiteten Vorauswissens über die Heilkräfte der Arzneien ist man dann auch in der Lage, bei der Symptomenerhebung entsprechende Fragen zu stellen und die endgültige Mittelfestlegung rascher zu treffen.

Im dargestellten Fall sollten sich nun in der Materia medica unter Ignatia die Symptome des gegenwärtigen Leidens der Patientin wiederfinden:

„Konstriktion am Herz [...] nach Kummer." (GS VI, S. 159)

„Herzschmerzen bis zur linken Schulter und Arm [...] (K, S. 229)

„Abneigung gegen Alleinsein." (GS VI, S. 141)

„Im Schlaf [...] Zähneknirschen." (GS VI, 166)

„Die leiseste Berührung an der li. Seite der Stirn war ihr unerträglich." (K, S. 184)

„Einfacher, bloß bei Berührung fühlbarer, heftiger Schmerz, hie und da, [...]." (K, S. 184)

„Kloß im Hals, wenn sie in Eile ist." (K, S. 287)

Damit erweist sich die Arznei Ignatia, die auch vorzüglich der Stimmungslage der Patientin entspricht, als den Beschwerden ähnliches, d. h. homöopathisches Mittel.


## 3. Behandlungsverlauf

Der Behandlungsverlauf umfaßt die Arzneidosierung, die Reaktionsweisen auf das Mittel sowie weitere Verordnungen.

Hinsichtlich der Arzneiform stehen Dilutionen (Arzneiauflösungen in einem Gemisch aus Alkohol und Wasser), Globuli (Streukügelchen unterschiedlicher Größe aus Rohrzucker als Arzneiträger) oder die weniger gebräuchlichen Triturationen (Verreibungen mit Milchzucker) beziehungsweise Tabletten zur Verfügung. Des weiteren hat man sich zwischen C-Potenzen (centesimal von lat. centum = hundert) und Q-Potenzen (quinquagiesmilesimal = fünfzigtausend) zu entscheiden. Letztere werden in der Regel nur als Dilution verordnet. D-Potenzen (dezimal = zehn) sind, da nicht der Hahnemannschen Tradition entsprechend, weltweit weniger gebräuchlich.

In puncto Arzneimenge haben sich als Gabe ein bis fünf Globuli oder ebenso viele Tropfen, eine Messerspitze voll bei Triturationen oder ein bis zwei Tabletten bewährt. Die Arznei kann unverändert oder in Wasser aufgelöst durch den Mund eingenommen werden. Was die Einnahmezeit betrifft, erfolgt sie im akuten Fall unverzüglich, im chronischen zumeist abends, unmittelbar vor Beginn der Schlafphase.

Die Gabenwiederholung hängt ähnlich wie die Wahl der Potenzart und -höhe von zu vielen Faktoren ab, um hier auch nur annähernd wiedergegeben werden zu können. Grob läßt sich sagen, daß die Einnahme hoher C-Potenzen nur in großen Abständen, von Q-Potenzen hingegen oft täglich oder alle zwei bis drei Tage erfolgt.

Im erörterten Fallbeispiel nahm die Patientin einmalig Ignatia XM, also die zehntausendste Centesimalpotenz, zwei Globuli, die sie vor dem Einschlafen auf der Zunge zergehen ließ.

Unter Vernachlässigung aller möglichen Reaktionsweisen, deren Erörterung ausführlicheren Abhandlungen im Sinne eines Lehrbuchs der Homöopathie vorbehalten bleibt, sei zunächst auf die vom Patienten erhoffte Beschwerdelinderung eingegangen. Darunter ist in erster Linie eine Besserung des Hauptsymptoms, möglichst aber auch der Nebensymptome zu verstehen. Diese Besserung, die nicht unbedingt mit einem sofortigen völligen Vergehen der Beschwerden zu verwechseln ist – ein Irrtum, der besonders wegen chronischer Leiden in Behandlung stehenden Patienten oft unterläuft –, kann nach fast unmerklichen Anfängen immer mehr zunehmen, oder sie kann nach einer anfänglichen Verstärkung der Symptome, Erstverschlimmerung genannt, meist des Hauptsymptoms, einsetzen. Beide Verlaufsweisen deuten auf korrekte Mittelwahl. Eine Erstverschlimmerung kann nur bei richtig bestimmter Arznei auftreten und nur bereits beim Patienten vorkommende Symptome verstärken, ist nie von langer Dauer und gefährdet den Patienten unter keinen Umständen. Neben dieser echten gibt es falsche Erstverschlimmerungen: erstens bei mit Beginn der homöopathischen Behandlung zeitgleichem Absetzen anderer, das Leiden nur beschwichtigender Medikamente, z.B. von Schlafmitteln oder cortisonhaltigen Salben; hier werden die Beschwerden anfangs zunehmen, ohne daß die homöopathische Arznei dafür verantwortlich ist; zweitens vorwiegend bei Akuterkrankungen, bei denen man sich hüten muß, ein Fortschreiten der Krankheit aufgrund verfehlter Mittelwahl als Erstverschlimmerung zu verkennen.

Die homöopathische Praxis hat überdies gezeigt, daß es noch weitere Anhaltspunkte gibt, um zu entscheiden, ob die Behandlung den gewünschten Verlauf nimmt, wie etwa Besserung des Allgemeinbefindens, der Gemütsverfassung oder des Schlafs sowie bei anfallartig auftretenden Leiden seltenere, kürzere und weniger intensive Attacken. Ebenso günstig ist ein Verlauf nach der sogenannten *Heringschen Regel* zu beurteilen. Dabei bessern sich die Beschwerden von oben nach unten, z.B. Abnahme rheumatischer Schmerzen zuerst in den Schulter- und später den Kniegelenken, von innen nach außen, z.B. Besserung eines Asthmas vor der Abheilung von Hautausschlägen, oder in umgekehrter Reihenfolge ihres Auftretens, wobei längst geheilt geglaubte Symptome vorübergehend wieder erscheinen, z.B. Rückkehr der Absonderung einer vor Jahren monatelang durch Antibiotika behandelten und schließlich abgeklungenen Nasennebenhöhlenentzündung.

Unerwünscht für Patient und Arzt ist die Verlaufsform unter tatsächlich indizierter homöopathischer Therapie, bei der sich die Beschwerden nicht bessern. Hieraus läßt sich folgern, daß entweder nicht die passende Arznei gefunden wurde oder der Patient die Behandlung störte, z.B. indem er selbständig andere Medikamente parallel einnahm.

In diesem Zusammenhang stellt sich auch die Frage, wann überhaupt mit einer Reaktion zu rechnen ist. Immer vorausgesetzt, daß die Bedingungen einer kunstgerechten homöopathischen Behandlung erfüllt worden sind, hängt die Zeit bis zum Eintritt einer Besserung hauptsächlich von der Art der Erkrankung ab, worüber hier nur grobe Andeutungen erfolgen können. Bei hochakuten, heftigsten Schmerzzuständen, z.B. Nieren- oder Gallenkoliken, setzt die Linderung in der Regel bereits nach wenigen Minuten ein, bei gewöhnlichen fieberhaften Infekten innerhalb von 24 Stunden und bei chronischen Erkrankungen nach ein bis drei Wochen. Welcher Zeitraum für die homöopathische Ausheilung einer chronischen Krankheit zu veranschlagen ist, läßt sich aufgrund der Abhängigkeit von zu vielen Faktoren an dieser Stelle nicht befriedigend sagen.

Kehren wir ein letztes Mal zu unserer Patientin zurück. Nach Einnahme der genannten Arznei vergingen die im Vordergrund stehenden Herzbeschwerden, die Schmerzen in der Magengrube sowie im Gesicht vollständig. Auch die Stimmung hellte sich auf. Als sich mit Beginn der siebenten Woche in abgeschwächter Form die bekannten Herzsymptome wieder einstellten, wurde in gleicher Weise wie zuvor Ignatia CM verordnet. Daraufhin verschwanden sie endgültig. Nach vier Wochen berichtete die Patientin ein neues Symptom, nämlich geschwollene, knotige, beim Gehen schmerzende Brüste, was sich vor ihrer Regel eingestellt hatte und wodurch sie schon vor Jahren für einige Zeit geplagt worden war. Dieses Symptom und die nach wie vor bestehende Kloßempfindung im Hals sowie das Salzverlangen führten zur Verordnung von Natrium muriaticum in den Potenzen 200 und sechs Wochen später M, das nebenbei einen Namen als günstiges Folgemittel von Ignatia besitzt. Danach blieben die Schmerzen in den Brüsten, die Kloßempfindung im Hals, Schwindel und Blähungen aus. In der zweijährigen Nachbeobachtungszeit ohne weitere Arznei traten weder Lippenherpes noch Vaginalausfluß auf. Das Alleinsein bereitete keine Schwierigkeiten mehr. Über Zähneknirschen im Schlaf und Salzverlangen ließ sich nichts Verläßliches in Erfahrung bringen.

## 4. Indikationen und Kontraindikationen einer homöopathischen Behandlung

Die landläufige Meinung hat bereits darüber entschieden, wann die Homöopathie angezeigt ist: bei leichteren Störungen, bei denen man nicht das Risiko etwaiger Medikamentennebenwirkungen eingehen möchte. Bei gravierenden Erkrankungen hingegen seien ihre Mittel zu schwach, und es müßten „richtige", selbst um den Preis möglicher Schäden, zur Anwendung gelangen. Diese Einschätzung wurzelt in einer tiefen Unkenntnis der realen Gegebenheiten. Da die Homöopathie in einer Zeit groß geworden ist, in der sich die Bevölkerung nur im Notfall eine ärztliche Behandlung leisten konnte, läßt sich unschwer einsehen, daß das Hahnemannsche Verfahren Auffallendes bewerkstelligt haben mußte. Es war die Zeit der großen Seuchen, in der die Homöopathie Erfolge, die sich auch in Statistiken widerspiegeln, wie kein anderes damaliges Therapieverfahren verbuchen konnte. Ähnlich verhielt es sich bei chronischen Krankheiten, deren Heilung auch der heutigen naturwissenschaftlichen Medizin trotz aller Palliativerfolge prinzipiell versagt bleiben muß.

An dieser Stelle scheint ein Hinweis auf das, was Heilung chronischer Krankheiten eigentlich meint, angebracht, nämlich vollständiges und dauerhaftes Verschwinden einer Symptomatik, ohne daß Beschwerden in anderen Leibesbereichen folgen, wobei der Patient auch nach Beendigung der Therapie gesund bleibt.

Läßt man sich von der Sache selbst und nicht von kursierenden Annahmen leiten, fällt die Darlegung der Kriterien, die eine homöopathische Behandlung anzeigen beziehungsweise verbieten, nicht sonderlich schwer. Wie oben (vgl. Kap. II.1) bereits angedeutet, kommt sie bei allen „eigentlichen" Krankheiten in Betracht, d.h. bei Krankheiten, die gewissermaßen vom Kranken selbst herrühren und nicht auf unmittelbare äußere Einwirkungen zurückzuführen sind. Nicht primär zuständig dagegen ist sie bei Vergiftungen oder Verletzungen, z.B. Fleischwunden oder Knochenbrüchen, kurzum bei fast allem, was in den Bereich der Unfallchirurgie gehört. Auch bei ständigem Drogen- oder Medikamentenmißbrauch ist von ihr keine Hilfe zu erwarten. Des weiteren beseitigt sie keine angeborenen Mißbildungen. Schließlich kann sie nicht in Fällen herangezogen werden, die unheilbar geworden sind: etwa bei entgleistem insulinpflichtigen Diabetes, totalen Hormonausfällen oder kompletten Organzerstörungen. Bei der Frage nach der Grenze der Therapie, und zwar *jeglicher*, muß daran erinnert werden, daß der Mensch nicht deshalb stirbt, weil er krank geworden ist, sondern weil er seinem Wesen nach sterblich ist.

Als wichtigster Umstand in bezug auf das verbleibende umfangreiche Krankheitsspektrum aber, der über die Angemessenheit einer homöopathischen Behandlung entscheidet, gilt in der Regel das Vorhandensein einer eindeutigen Symptomenlage. Kann für sie ein entsprechendes Mittel gefunden werden, ist die Therapie aussichtsreich. Läßt sich hingegen – aus welchen Gründen auch immer – keine eindeutige Symptomatik und daher auch keine Arznei ermitteln, ist zu entscheiden, ob die mögliche Dringlichkeit der Lage andere Maßnahmen erfordert, für die dann der *homöopathische* Arzt nicht mehr zuständig ist. Oder ob so lange beobachtet werden kann, bis sich die Symptomatik geklärt hat und eindeutig auf eine passende Arznei hinweist. Letzterer Schwierigkeit steht man nicht selten bei Patienten gegenüber, die seitens der naturwissenschaftlichen Medizin austherapiert sind, dementsprechend viele, die Beschwerden abwandelnden Medikamente erhalten haben, möglicherweise an damit einhergehenden Nebenwirkungen leiden und nun eine Symptomatik bieten, der alle Eigenheiten, die zur eindeutigen Mittelbestimmung notwendig sind, abgehen. Allerdings ist festzuhalten, daß hier ein mögliches Nicht-in-Frage-Kommen der Homöopathie kein Zeichen allein ihrer Grenze ist, denn auch die naturwissenschaftliche Medizin kann bei einer solchen Klientel nichts mehr ausrichten.

Aus dem Gesagten ist bereits zu erahnen, daß immer wieder gestellte Fragen nach der grundsätzlichen homöopathischen Heilbarkeit bestimmter Krankheiten nicht allgemein beantwortet werden können, denn erst nach Erhebung der Symptomatik des betreffenden Patienten und nicht anhand einer Diagnose sieht der homöopathische Arzt, ob die Bedingungen erfüllt sind, die sich an die Durchführbarkeit einer homöopathischen Behandlung knüpfen.

Nur der Vollständigkeit halber sei erwähnt, daß Patienten mit Lebensproblemen, z.B. Entscheidungsunfähigkeit zwischen Mathematik- oder Theologiestudium, von der Homöopathie ebensowenig Hilfe zu erwarten haben wie die Patienten, die unter das Motto fallen, „wer im Regen steht, wird nicht trocken", also z.B. Asthmatiker, die das Rauchen partout nicht aufgeben wollen. Ferner sind auf homöopathischem Wege weder Narkosen noch Abtreibungen möglich.

Abschließend ist noch zu erwähnen, daß für andere therapeutische Möglichkeiten verschlossene Vertreter der naturwissenschaftlichen Medizin der Homöopathie gelegentlich sogenannte Unterlassungssünden nachsagen, die angeblich darin bestehen sollen, erforderliche naturwissenschaftliche Therapiemaßnahmen zu verhindern. Abgesehen davon, daß auch jeder verantwortungsbewußte homöopathische Arzt die Grenzen seiner Methode kennt und daher dieser Vorwurf in seiner Allgemeinheit unberechtigt ist, läßt sich der Ball auch zurückspielen: Was geschieht mit denjenigen Kranken, denen die Homöopathie bei Versagen der naturwissenschaftlichen Medizin helfen könnte, die aber darüber von ihren rein naturwissenschaftlich orientierten Ärzten nicht aufgeklärt werden? Hier ist die Rechtsprechung aufgerufen, nicht länger einseitig für den in der Sache gar nicht gerechtfertigten Führungsanspruch der naturwissenschaftlichen Medizin Partei zu ergreifen und allein diesen zu legitimieren, sondern gemäß der grundsätzlich garantierten Wissenschafts- und Therapiefreiheit auch der Homöopathie den Freiraum zu gewähren und zu verschaffen, der ihren Möglichkeiten entspricht.

## 5. Zur Lebensführung unter homöopathischer Behandlung

Schon in den „Aphorismen des Hippokrates" heißt es: „Es genügt nicht, daß wir Ärzte das Erforderliche leisten: der Kranke selbst und seine Umgebung, ebenso wie die äußeren Umstände müssen, jeder das Seinige, zur Erreichung des Zwecks beitragen." (AHP, S. 1)

So war die Notwendigkeit der Mithilfe des Patienten an seiner Heilung von alters her bekannt. In dieser Hinsicht unterscheidet sich die Homöopathie nicht prinzipiell von der herrschenden Medizin. Allerdings trifft man im anfänglichen Schrifttum der Homöopathie auf eine ungewöhnliche Vielzahl diätetischer Richtlinien, deren Einhaltung den Kranken nahezulegen den damaligen Praktikern geboten schien. Dies führte, nebenbei gesagt, dazu, daß Kritiker alle unübersehbaren Behandlungserfolge allein der „homöopathischen Diät" zuschrieben, was die Homöopathen zur Aufforderung veranlaßte, man möge den Kranken doch jene diätetischen Vorschriften ohne Verschreibung homöopathischer Arzneien machen – wonach erwartungsgemäß keine Heilungen eintraten.

Die ursprünglichen strengen Anweisungen hatten hauptsächlich den Sinn, die Besserung nach jeder korrekt gewählten Arznei ungestört von jeglichen denkbaren Einflüssen in ihrem gesamten Ausmaß und in ihrer Geschwindigkeit beobachten zu können. Nachdem umfangreiche Erfahrungen vorlagen, fielen die Anordnungen immer gemäßigter aus, da man sah, daß das richtige Mittel nicht so leicht in seiner Heilkraft zu mindern oder gar zu unterbrechen war.

Inzwischen beschränken sich die Verbote in erster Linie auf Substanzen, die zum Alltag gehören und imstande sind, verhältnismäßig leicht unter bestimmten Voraussetzungen Befindensveränderungen hervorzubringen. Zu nennen ist hier beispielsweise der Bohnenkaffee, dessen Genußfolgen am häufigsten in Herzklopfen, Schlaflosigkeit und vermehrtem Harnabgang bestehen können. Aber auch Kräutertees, die landläufig um gewisser Effekte willen – wie Linderung leichter Magenstörungen oder Anregung der Verdauung – getrunken werden, zählen zu dieser Kategorie. Dergleichen Substanzen können aufgrund ihrer symptomenerzeugenden, also arzneilichen Eigenschaften als Gegenmittel einer verordneten homöopathischen Arznei fungieren, so daß diese ihre Heilkräfte möglicherweise nur beschränkt oder überhaupt nicht entfaltet. Infolgedessen zielen die Anweisungen des homöopathischen Arztes darauf ab, störende Einflüsse dieser Art zu vermeiden.

Das Haupthindernis einer erfolgreichen Behandlung bilden jedoch andere Medikamente, wozu auch pflanzliche, also Präparate jeglicher Art zu zählen sind. Bei vielen Erkrankungen lassen sie sich folgenlos auf ärztliches Anraten absetzen. Bei einigen Krankheiten, bei denen der Patient nach erfolgloser naturwissenschaftlich-medizinischer Behandlung nunmehr auf einer homöopathischen Therapie besteht, ist der homöopathische Arzt allerdings zunächst gezwungen, die Medikation beizubehalten und parallel zu behandeln – ein Weg, der nicht immer zum erhofften Ergebnis führt. Gedacht sei hier beispielsweise der Cortisondauertherapie bei fortgeschrittenem Asthma oder Morbus Crohn. Hier wird man die homöopathische Arznei, insofern sie überhaupt mit einiger Verläßlichkeit bestimmbar ist, zusätzlich verordnen und bei Einsetzen allmählicher Besserung eine behutsame Cortisonreduktion anstreben (vgl. Kap. III. 4).

Ansonsten gelten im großen und ganzen die üblichen, krankheitsabhängigen diätetisch-hygienischen Vorschriften. Ein Patient, dem jedoch die Einsicht fehlt, krankheitsunterhaltende Einflüsse – wie beispielsweise übermäßigen Alkoholgenuß – abzustellen, hat auch unter homöopathischer Behandlung kaum Aussicht auf Genesung.

Von Kuraufenthalten zwecks Linderung chronischer Krankheiten macht die Homöopathie keinen Gebrauch. Die Erfahrung mit großen Patientengruppen wie Asthmatikern, Neurodermitikern oder Rheumatikern zeigt zwar nicht selten im Zuge der Kurmaßnahme eine deutliche Besserung der Beschwerden, doch ist diese zumeist nur von kurzer Dauer, wonach die Leiden in bekanntem Ausmaß erneut hervorbrechen. Somit handelt es sich dabei lediglich um Palliativmaßnahmen, die die homöopathische Behandlung eher behindern als fördern.

## 6. Fallbeispiele

Zur Abrundung der grundlegenden Ausführungen sollen einige knappe Heilungsbeispiele das Kapitel der homöopathischen Praxis beschließen:

*Fall 1:* Eine 76jährige Patientin leidet seit zwei Tagen an einer Schwellung und Schmerzen im Bereich des linken Auges, das sich kaum noch öffnen läßt. Die betroffene Hautpartie ist gerötet und mit Bläschen übersät.

Gerade hatte sie sich ihrem Hausarzt vorgestellt, der auf Anhieb eine Gürtelrose diagnostizierte, Salbe und Schmerzmittel verordnete und die Patientin mit der Prognose entließ, daß die völlige Abheilung sogar Wochen dauern könne und bei dieser Krankheit nicht selten mit wiederkehrenden Schmerzzuständen, z. B. bei Wetterwechsel, zu rechnen sei.

Wenig erfreut über diese Aussichten suchte die Patientin Hilfe bei der Homöopathie. An Nebenbeschwerden, die sich gleichzeitig mit dem Leiden eingestellt hatten, waren zu erfahren: große Schläfrigkeit; Schwanken beim Gehen, so daß sie im Haus oft anstieß; geringer Appetit, d.h sie nahm ausschließlich (kalte) Milch zu sich, die sie sonst gar nicht mochte.

Unter den Mitteln, die einen der Gürtelrose sehr ähnlichen Hautausschlag hervorrufen und gleichermaßen dem Schwanken beim Gehen sowie dem Verlangen nach Milch entsprechen, bleibt nur Rhus toxicodendron übrig.

Das erste charakteristische Nebensymptom lautet im Original der Arzneiprüfung: „Schwindel … am schlimmsten beim Gehen …" [RA II, S. 316, Nr. 3] „Beim Gehen taumelig, schwankend und torkelig …" [RA II, S. 316, Nr. 4] „Schwanken und Torkeln im Gehen …" [RA II, S. 342, Nr. 5] Das zweite, besonders merkwürdige Nebensymptom, drückte ein Prüfer folgendermaßen aus: „Begierde nach kalter Milch, er schluckt sie hastig." [RA II, S. 348, Nr. 92]

Aufgrund der ausgezeichneten Übereinstimmung zwischen Patienten- und Arzneisymptomen wurde Rhus tox. C 30, zwei Globuli als Einmaldosis, verordnet. Auf die hausärztlicherseits angeratenen Medikamente verzichtete die Patientin.

Am nächsten Tag waren Schmerzen und Schwellung abgeklungen, der Appetit wiedergekehrt und die Müdigkeit vergangen. Schon nach wenigen Tagen konnte die Hauterscheinung nicht mehr wahrgenommen werden.

Gewöhnlich zieht sich die naturwissenschaftliche Medizin im Fall sie überraschender Heilungen auf die Behauptung zurück, die Diagnose sei falsch gestellt worden. Hier aber ließ sich der Hausarzt nicht beirren, blieb bei seiner Einschätzung, denn die Gürtelrose wies vor Einsetzen der Therapie tatsächlich lehrbuchhaften Charakter auf, und verbarg seine Verwunderung über die Leistungsfähigkeit der Homöopathie in keiner Weise.

Es bleibt nur noch hinzuzufügen, daß die Patientin in den bis heute vergangenen sechs Jahren kein einziges Mal von den gefürchteten Nachschmerzen geplagt wurde.

*Fall 2:* Ein 77jähriger Patient leidet seit einem halben Jahr an etwa ein- bis zweimal wöchentlich für bis zu sechs Stunden auftretendem Drehschwindel mit Erbrechen sowie rechtsseitiger Schwerhörigkeit mit Ohrgeräusch. Im konsultierten akademischen Lehrkrankenhaus wurden die Beschwerden als Ménièresche Krankheit eingestuft und im Einklang mit der momentanen Lehrmeinung als unheilbar deklariert. Erwartungsgemäß führten auch alle dennoch eingeleiteten therapeutischen Maßnahmen zu keinem positiven Ergebnis.

Im Laufe des Erstgesprächs ließen sich noch folgende Einzelheiten über die Krankheit in Erfahrung bringen: rechtsgerichteter Drehschwindel, der von Torkeln, Stirnkopfschmerzen, Gesichtsblässe, lautem Aufstoßen und Unerträglichkeit des Alleinseins (Angehörige mußten während der gesamten Anfallszeit bei ihm sein) begleitet wurde und beim Augenschließen sowie im Liegen nachließ. Den vor Erkrankungsbeginn sehr aktiven und vitalen Patienten überkamen Ängste in menschenüberfüllten Räumen, so daß er beispielsweise Geschäfte mied. Ferner wurde er gleichgültig, langsam und allgemein äußerst empfindlich.

Angesichts einer klaren Symptomatik wie dieser bot die Mittelwahl keine Schwierigkeiten. Das merkwürdigste Symptom, Schwindel begleitet von Aufstoßen, führte im Repertorium von C. M. Boger (1861–1935) – „Vertigo, Concomitants, Eructation" (S. 248) – in Kombination mit dem Wunsch nach Gesellschaft – „Mind, Company, desires" (ebd., S. 195) – nur zu den Arzneien Bismuthum und Phosphorus. Allein letztere entsprach auch den übrigen Symptomen wie Schwindel mit Erbrechen – „Vertigo, Concomitants, Vomiting" (ebd., S. 250) –, Ängstlichkeit in menschengefüllten

Räumen (TB, S. 347), sowie der noch in weiterer Hinsicht veränderten Gemütslage, d. h. Gleichgültigkeit, Langsamkeit und Empfindlichkeit (TB, S. 2; Kent, S. 81 und S. 78).

Da somit die Symptome der Arznei Phosphorus den Patientensymptomen in hohem Maße ähnelten, konnte von vornherein mit einer raschen Besserung der Beschwerden gerechnet werden. So trat der Behandlungserfolg nach Verordnung von Phosphorus Q 3, jeden zweiten Abend über vier Wochen zu nehmen, auch erwartungsgemäß ein. Es kam lediglich noch zu einer, allerdings kürzeren und nicht von Erbrechen begleiteten Schwindelattacke. Außerdem war die altbekannte Gemütslage wiedergewonnen. In der mehrjährigen Beobachtungszeit nach Behandlungsende kehrte das Leiden nicht einmal ansatzweise wieder.

*Fall 3:* Nach Abstillen in der dritten Lebenswoche erkrankte ein inzwischen dreieinhalb Monate alter weiblicher Säugling an Koliken bei jeder Nahrungsaufnahme, krümmte sich bei den ersten Schlucken, schrie und verweigerte weiteres Trinken. Auf Empfehlung des Kinderarztes wurden daraufhin zahllose industrielle Ersatzmilchprodukte probiert. Da der Zustand immer bedenklicher wurde und auch eine zusätzliche medikamentöse Behandlung ergebnislos verlief, erfolgte die Einweisung in eine Kinderklinik. Aber selbst dort scheiterten alle erdenklichen Bemühungen, so daß schließlich den Eltern nahegelegt wurde, das Kind zum Sterben nach Hause zu holen.

Am Tag nach Entlassung wurde das leichenblasse, unterernährte Kind, dessen Entwicklungsstand dem eines vierwöchigen Säuglings entsprach, vorgestellt. Zur Symptomatik: Schreien und Sichkrümmen beim Trinken, konnte daher nicht genügend zu sich nehmen; auch sonst fast unaufhörliches Schreien bei Tag und Nacht; qualvolles Aufstoßen; Schluckauf in Rückenlage; nachts praktisch vollkommen schlaflos; lediglich durch Herumtragen in Bauchlage war etwas Beruhigung zu erzielen; anfangs sehr wechselhafte Stühle, jetzt etwa sechsmal täglich, vorwiegend dünn-wässrig, gelb-grün, furchtbar stinkend, wundmachend; Kopfschweiße.

Zur Arzneiwahl wurde mit der „Therapeutischen Taschen-kartei" ein Lochkartensystem herangezogen. Die Karten 235 (Säuglinge), 117 (Nahrungsaufnahme verschlechtert), 63 (Zu-sammenkrümmen bessert), 391 (Schluckauf), 1495 (Stuhl grün), 1493 (Stuhl gelb), 1501 (Stuhl wundmachend), 1507 (Stuhl übelriechend), 383 (Schlaflosigkeit) und 1328 (Kopf-schweiß) ließen Pulsatilla als einziges in Frage kommendes Mittel erkennen.

Nach Verordnung von zwei Globuli Pulsatilla C 30 nahm die Erkrankung folgenden Verlauf: Am zweiten Tag kam es morgens zu einer regelrechten Krise mit hoher Pulsfrequenz, reichlichen kalten Schweißen und qualvollem Jammern. In der darauffolgenden Nacht schlief das Kind erstmals seit Monaten durch. Die Eltern schauten während der ganzen Nacht in Ab-ständen von wenigen Minuten nach ihrem Kind, weil sie ein Schlafen für unmöglich gehalten und das Eintreten des seitens der Kinderklinik prognostizierten Todes befürchtet hatten.

Von nun an ging es rasch aufwärts. Der über die homöopa-thische Behandlung unterrichtete Kinderarzt empfahl nach ei-nigen Tagen einen stationären Aufenthalt zur Optimierung der Nahrungsumstellung, die angesichts des wesentlich besseren Befindens nun unter klinischer Kontrolle ohne jegliche Medi-kation gewagt werden konnte. Das Vorhaben gelang jetzt oh-ne Zwischenfälle binnen zweier Wochen, so daß das Kind knapp drei Wochen nach der Pulsatilla-Dosis altersgerecht Nahrung zu sich nahm und zwar sogar Brei, ohne die gering-sten Beschwerden zu entwickeln. Die Koliken waren bereits ab dem dritten Tag nach Einnahme der homöopathischen Arznei ausgeblieben. Der Schlaf verlief ungestört, und das Kind nahm rasch an Gewicht zu. Im achten Lebensmonat hat-te es Gleichaltrige in jeglicher Hinsicht eingeholt. Kinderarzt und -klinik gestanden freimütig ein, daß es sich nicht um ei-nen Fall von Spontanheilung gehandelt haben könne.

Diesen Fallbeispielen, die jeder homöopathische Arzt in er-heblichem Maß leicht vermehren könnte, ist unschwer zu ent-nehmen, daß der Öffentlichkeit einschließlich der dominanten Medizinrichtung in Hinblick auf die Leistungsfähigkeit der

Homöopathie Fehleinschätzungen unterlaufen. So heilte sie in den Fällen zwei und drei nach völligem Versagen aller Möglichkeiten der naturwissenschaftlichen Medizin. Ferner erbrachte sie hier keineswegs bei leichten Erkrankungen Heilung, sondern bei schwerwiegenden – und wie Fall drei demonstriert, sogar bei einer lebensgefährlichen. Darüber hinaus führte die Homöopathie zu vergleichsweise schneller Genesung, wie hauptsächlich Fall eins belegt. Damit erweist sich das gängige Urteil über die Möglichkeiten der Homöopathie, d. h., sie sei hauptsächlich zuständig für Banalitäten, als absurd.

Des weiteren hat sich gezeigt, daß die Homöopathie bei erfüllten Bedingungen und innerhalb ihres Indikationsbereichs sichere Hilfe bringt und von Eingebungen, Gutdünken oder Moden unabhängig ist, indem sie streng methodisch vorgeht und damit auch lehr- und lernbar ist.

Mancher wird angesichts dieser Ausführungen bereits erahnen, um wieviel mehr auch den Arzt eine Behandlungsmethode zufriedenstellt, die nicht annähernd mit der bedrückenden Aussichtslosigkeit, besonders in der Therapie chronischer Krankheiten, mit der die naturwissenschaftliche Medizin belastet ist, einhergeht.

Wie besonders in Kapitel III.4 ausgeführt wurde, ist die Homöopathie nicht in jedem Fall menschlichen Krankseins die Methode der Wahl. Dieser Sachverhalt kann ihr jedoch nicht zum Vorwurf gemacht werden, ähnlich wie es sich der Chirurgie nicht ankreiden läßt, daß eine operative Behandlung des Heuschnupfens keine Erfolgschancen besitzt. Da Patienten von sich aus nicht immer genau einschätzen können, ob bei ihnen die Voraussetzungen für eine aussichtsreiche homöopathische Behandlung gegeben sind, wird der homöopathische Arzt auch mit Krankheitszuständen, die mit seiner therapeutischen Methode nicht beeinflußt werden können, konfrontiert. Der Veranschaulichung dieses Gesichtspunktes sollen die folgenden Beispiele dienen.

*Fall 4:* Ein dreijähriger Junge wird mit der klinischen Diagnose eines schweren Nierenleidens (nephrotisches Syndrom) vorgestellt. Die Beschwerden, die schubweise für jeweils sechs Wochen jetzt zum vierten Mal innerhalb von 18 Monaten auftreten, äußern sich folgendermaßen: allgemeine Aufgedunsenheit, wobei besonders die Oberlider und der Bauch, der sich kugelförmig vorwölbt, betroffen sind; hoher Urineiweißgehalt.

In der Vorgeschichte fällt ein häufiger Antibiotikagebrauch wegen diverser Infekte, die die ersten beiden Lebensjahre kennzeichneten, auf. Ansonsten erbringt weder der elterliche Spontanbericht noch die sorgfältig geführte Befragung weitere Aufschlüsse. Das Kind spielt, schläft, ißt und trinkt völlig normal. Die Entwicklung verlief altersgerecht.

Ob hier das Kranksein bereits ursprünglich von sich her keine feineren Schattierungen im Sinne charakteristischer Symptome geboten hatte (vgl. Kap. III. 1), oder ob die zur Begrenzung des Nierenleidens hochdosierte Corticosteroidtherapie für eine Einebnung der Symptomatik verantwortlich war, ließ sich nicht mehr ermitteln. Trotz dringender elterlicher Bitten um weitere Konsultationen, in denen versucht wurde, doch noch das eine oder andere eine sichere Arzneiwahl ermöglichende Symptom in Erfahrung zu bringen (vgl. Kap. III. 2), mußte schließlich die schon anfangs behutsam vorgetragene Unangemessenheit der Homöopathie, von der sich die Eltern nach Versagen der naturwissenschaftlichen Medizin Hilfe erhofft hatten, deutlich ausgesprochen werden.

*Fall 5:* Ein 60jähriger Patient leidet seit sieben Jahren an Asthma, das inzwischen durch ein Lungenemphysem erheblichen Ausmaßes kompliziert wird. Ohne regelmäßig innerlich angewendete bronchienerweiternde Medikamente sowie Cortison, verschiedene Dosieraerosole und täglich mehrfaches Einatmen von sauerstoffangereicherter Luft ist er nicht mehr lebensfähig. Aber selbst diese Maßnahmen gestatten ihm, nur wenige Schritte ohne gravierende Atemnot zu gehen. An Nebenbeschwerden sind nicht mehr als gelegentliches Herzrasen und Risse in der Oberlippe zu erheben.

Angesichts dieser zwar äußerst beschwerlichen, jedoch vom Standpunkt der Arzneiwahl völlig unergiebigen Symptomenlage, der es besonders an charakteristischen Modalitäten mangelte, war keine passende homöopathische Arznei bestimmbar. Allerdings wäre hier, selbst wenn eine verwertbare Symptomatik ein Mittel hätte eindeutig finden lassen, eine erfolgreiche Behandlung praktisch aussichtslos gewesen: Die jahrelange hochdosierte Medikamententherapie, die nicht nur zu keinerlei Heilung geführt, sondern während der sich das chronische Leiden kontinuierlich verschlimmert hatte, erlaubte nämlich jetzt keine Reduktion der Präparate mehr ohne Lebensgefahr für den Patienten. Einem parallel eingesetzten homöopathischen Mittel wäre bei dieser Ausgangslage jegliche Entfaltungsmöglichkeit genommen worden.

Abschließend sei zu diesen beiden letzten Fallbeispielen der Deutlichkeit halber noch bemerkt, daß nicht die *klinische Diagnose* nephrotisches Syndrom beziehungsweise Asthma eine homöopathische Behandlung ausschlossen, sondern die insuffiziente Symptomenlage.

# IV. Geschichte der Homöopathie

## 1. Die Anfänge der Homöopathie in Deutschland

Aus der 1750 zwischen Christian Gottfried Hahnemann (1720–1784) und Johanna Christiana Spieß (1725–1790) geschlossenen Ehe gingen fünf Kinder hervor, darunter als drittes Christian Friedrich Samuel Hahnemann, geboren am 10. 4. 1755 in Meißen. Nach Besuch der Stadtschule wechselte er an die berühmte Meißener Fürstenschule St. Afra, die vor ihm schon Gellert (1715–1769) und Lessing (1729–1781) als Bildungsstätte gedient hatte. Aufgrund seiner Begabung wurde Hahnemann das Schulgeld erlassen, das die Eltern – der Vater war Maler an der bekannten Porzellanmanufaktur – auch nicht hätten aufbringen können.

Im Frühjahr 1775 ging Hahnemann nach Leipzig und nahm das Medizinstudium auf, das zur damaligen Zeit vorwiegend aus Vorlesungen und der Aneignung von Buchinhalten bestand. Seinen Lebensunterhalt verdiente er durch Nachhilfeunterricht sowie Buchübersetzungen. Aufgrund des Mangels an praktischer Ausbildung wandte er sich 1777 nach Wien, wo er etwa ein dreiviertel Jahr am Spital der Barmherzigen Brüder unter J. v. Quarin (1733–1814), dem Leibarzt von Kaiserin Maria Theresia (1717–1780) und Kaiser Joseph II. (1741–1790), Medizin am Krankenbett erlernte. Von Quarin sagte Hahnemann, daß er diesem verdanke, was Arzt an ihm genannt werden könne. Quarin verschaffte ihm auch eine erste Anstellung. Sie führte Hahnemann im Spätjahr 1777 nach Hermannstadt, das er 1779 wieder verließ, um am 10. August des Jahres in Erlangen mit einer Arbeit über Ursache und Behandlung von Krampfzuständen zu promovieren.

Es folgten Jahre häufiger Ortswechsel: Hettstett, Dessau, Gommern, Gotha, Göttingen, Braunschweig und Hamburg-Altona waren einige der Stationen. Erst in Torgau, wo er von 1805–1811 lebte, kehrte etwas Ruhe ein. Während seines Aufenthalts in Dessau hatte er Johanna Henriette Leopoldine Küchler (1764–1830) kennengelernt und im November 1782 geheiratet. Zwischen 1783 und 1806 wurden ihnen zehn Kinder geboren.

Im Jahr 1811 ist Hahnemann erneut in Leipzig anzutreffen, wo er sich am 26. 6. 1812 mit einer bedeutende Fachliteratur- und Sprachkenntnisse nachweisenden Arbeit habilitierte. Von diesem Zeitpunkt an hielt er bis Juni 1821 regelmäßig Universitätsvorlesungen über Homöopathie. Dadurch gewann er aus den Reihen der Studenten, aber auch der Kollegen zahlreiche Schüler. Mit ihnen führte er viele Arzneiprüfungen, bei denen strenge Vorschriften herrschten, durch. So mußten die Probanden die Prüfsubstanzen selbst zubereiten, sich aller Symptome erzeugenden Genußmittel und Gewürze enthalten, angestrengtes Studieren ebenso meiden wie Schach- oder Billardspiele, um die Eigenbeobachtung nicht durch Ablenkungen zu gefährden. Leichte Arbeiten, Unterhaltungen und Spaziergänge waren gestattet. Mäßigung in Essen und Trinken sowie Meidung langen Schlafes gehörten zu den weiteren Anweisungen. Schreibunterlagen hatten die Prüfer zwecks sofortigen Festhaltens etwaiger Symptome immer mitzuführen. Jede wahrgenommene Befindensveränderung sprach Hahnemann mit ihnen durch, um die Aufnahme von Zweifelhaftem oder Ungenauem in die Materia medica homoeopathica auszuschließen.

Kollegialer Neid sowie die Verfolgungen durch die Apothekerschaft veranlaßten ihn 1821, nach Köthen zu ziehen. Dort gewährte ihm Herzog Ferdinand zu Anhalt-Köthen (1769–1830) die Dispensierfreiheit und ernannte ihn 1822 zum Hofrat. Hahnemanns Praxis begann sich auszudehnen: Patienten aus ganz Europa suchten ihn auf oder konsultierten ihn brieflich, was ihn nach einem kargen Leben erstmals wohlhabend werden ließ. Nach dem Tod seiner Frau (1830) übernahmen seine beiden jüngsten Töchter Charlotte (1805–1863) und Luise (1806–1878) die Führung des Haushalts.

Im Januar 1835 heiratete Hahnemann die im Oktober des Vorjahres als Patientin angereiste Französin Mélanie Marie d'Hervilly (1800–1878) und siedelte mit ihr nach Paris über. Dort erwartete ihn, eingeführt in die ersten Kreise der Gesellschaft, Weltruhm. Hahnemanns Praxis, unterstützt von seiner Frau, nahm beträchtliche Ausmaße an. Trotz seines Alters war er von ungebrochener Vitalität und geistiger Kraft, wie von mehreren Seiten, u.a. von Clara Wieck (1819–1896), deren Vater er schon behandelt hatte, und die am 10. 8. 1839 im Hause Hahnemanns gastierte, bezeugt wurde.

Dieses außergewöhnliche Leben endete am 2. 7. 1843. Wie andere Große der Welt fand er seine letzte Ruhe auf dem Pariser Friedhof Père-Lachaise.

Unter den zahlreichen Schülern Hahnemanns sollen nur drei erwähnt werden, die in herausragender Weise die Homöopathie gefördert haben. J. E. Stapf (1788–1860), der sein Medizinstudium 1811 in Leipzig beendet hatte, stand zumindest ab 1813 in Kontakt mit Hahnemann. Dieser ließ ihn an Arzneiversuchen teilnehmen, wobei Stapf es auf die ansehnliche Zahl von 32 geprüften Mitteln brachte. Die Ergebnisse seiner Beobachtungen veröffentlichte er u.a. in seinen „Beiträge zur Reinen Arzneimittellehre" (Leipzig 1836). Seine wesentlichere Leistung aber bestand in der Herausgabe des „Archivs für die homöopathische Heilkunst", der weltweit ersten der Homöopathie gewidmeten Zeitschrift. Sie bildete, herausgegeben von 1822–1848, den Kristallisationspunkt der homöopathischen Ärzteschaft. Hier wurden Neuprüfungen mitgeteilt, Heilungen detailliert berichtet, Abhandlungen zur Methodik sowie Rezensionen neu erschienener Bücher publiziert und die Ausbreitung der Homöopathie in immer entferntere Gegenden dokumentiert. Stapf führte eine ausgedehnte Praxis in Naumburg/Saale, aus der er immer wieder abgerufen wurde, etwa um 1821 auf Geheiß des preußischen Kriegsministers die im Rheinheer grassierende ägyptische Augenentzündung zu beobachten und homöopathisch zu behandeln, oder um 1835 die zuvor brieflich geführte Therapie der Königin von England in London fortzusetzen. Anläßlich des 50. Doktorjubiläums, das Hahnemann 1829 beging, gab Stapf unter dem Titel „Kleine medicinische Schriften" einen zum größten Teil aus ehemaligen Zeitschriftenbeiträgen des Begründers der Homöopathie bestehenden Sammelband heraus.

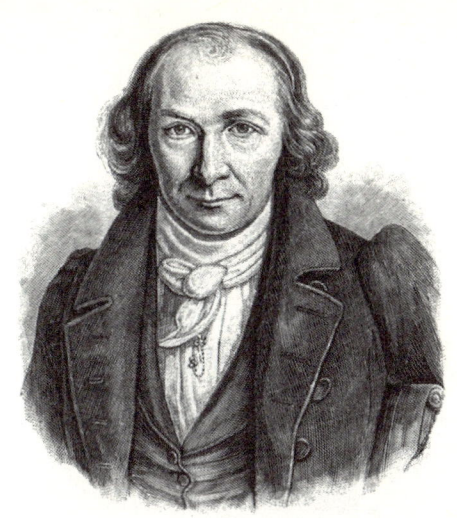
Abb. 3: Johann Ernst Stapf (1788–1860),
Herausgeber der ersten homöopathischen Zeitschrift.

G. H. G. Jahr (1801–1875) beeinflußte die Homöopathie
noch entscheidender als sein Vorgänger, indem er Symptomenverzeichnisse eines bestimmten Anordnungsschemas schuf,
das sich bis heute, abgesehen von geringfügigen Änderungen,
durch eine von mehreren Linien der repertorialen Literatur
gehalten hat. Des weiteren war er der Verfasser des ersten
Sammelwerkes der homöopathischen Arzneimittellehre, das
unter dem Titel „Symptomen-Kodex" 1843 erschien und häufig vorkommende Symptome hervorhob sowie klinische Erfahrungen integrierte.

Während seiner Lehrertätigkeit in Düsseldorf erkrankte
Jahr schwer und wurde von dem homöopathischen Arzt C. J.
Aegidi (1795–1874) rasch wiederhergestellt. Dieses einschnei-
dende Erlebnis bewog Jahr, Medizin zu studieren und später
Hahnemann um persönliche Unterweisung zu bitten, der ihn
zum Gehilfen bei der Herausgabe von Veröffentlichungen
machte. Jahr praktizierte ab 1840 in Paris, das er anläßlich
des Deutsch-Französischen Kriegs verlassen mußte. Er wandte

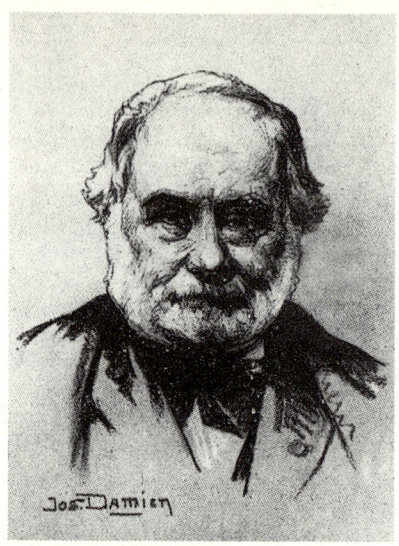

Abb 4: Georg Heinrich Gottlieb Jahr (1801–1875), Verfasser des ersten
bedeutenden Sammelwerkes der homöopathischen Arzneimittellehre.

sich nach Brüssel und unterstützte die Homöopathie in Belgien
bis zu seinem Lebensende.

Als bedeutendster Anhänger des Begründers der Homöopathie allerdings gilt C. M. F. von Bönninghausen, geboren im
März 1785 in der niederländischen Provinz Overijssel. Von
ihm sagte Hahnemann, daß er sich im Krankheitsfalle „keinem Arzte in der Welt, außer ihm, anvertrauen würde".
(Kottwitz, S. 183) Bönninghausen, promovierter Jurist, stand
zunächst in den  Diensten von König Louis Bonaparte der
Niederlande (1778–1846). Nach dessen Abdankung 1810 zog
er sich auf das elterliche Landgut in Darup/Westfalen zurück,
bewirtschaftete es und schuf sich als Agronom und Botaniker
einen Namen in Fachkreisen. Ab 1816 versah er überdies die
Geschäfte eines landrätlichen Kommissars, zuständig für den
Kreis Coesfeld.

Im Herbst 1827 erkrankte er an Lungentuberkulose und
wurde entgegen allen Erwartungen homöopathisch geheilt,

was er dem Arzt und Hahnemann-Schüler C.E.A. Weihe (1779–1834) verdankte. Von nun an widmete sich Bönninghausen dem Studium der neuen Heilmethode und vertiefte seine früher auf der Universität teilweise erworbenen medizinischen Kenntnisse. Rasch gelangen ihm in seinem Umkreis aufsehenerregende Heilungen, und bald nahm die Behandlung Kranker mehr Zeit in Anspruch als seine Tätigkeit als Beamter, die er schließlich 1836 aufgab. Da er nicht dem ärztlichen Berufsstand angehörte, wurde er des öfteren wegen unerlaubter Ausübungen der Heilkunde angezeigt. Allerdings kam er dabei nie zu Schaden, denn alle, die ihn hätten verurteilen können, zählten zu seiner Klientel. Im Juli 1843 wurde er nach Fürsprache einflußreicher und als Patienten dankbarer Adelskreise von König Friedrich Wilhelm IV. (1795–1861) durch Allerhöchste Kabinettsordre einem Arzt gleichgestellt, was ihm die praktische Ausübung der Homöopathie gestattete. Bönninghausens Ruf war so ausgezeichnet, daß die Einstufung seiner Praxis als größtmögliche, die ein Heilkundiger nur haben kann, nicht verwundert. Zu seinen Patienten zählten Annette von Droste-Hülshoff (1797–1848) ebenso wie Eugenie (1826–1920), Frau des französischen Kaisers Napoleon III. (1808–1873), deren erfolgreiche Behandlung mit der Verleihung des Ordens der Ehrenlegion gewürdigt wurde.

Die deutsche homöopathische Ärzteschaft erkannte Bönninghausen als den bedeutendsten Experten der homöopathischen Arzneimittellehre an, und die amerikanische Kollegenschaft nannte ihn den fähigsten homöopathischen Arzt Europas. Neben zahlreichen Ehrungen von allen Seiten bezeichnete ihn Hahnemann als denjenigen Schüler, der sich die meisten Verdienste um die Homöopathie erworben habe. Diese bestanden im praxisbezogenen Ausbau ihrer Methodik sowie der Schaffung eines anwendbaren Instrumentariums. Hierzu gehört die Veröffentlichung des ersten benutzbaren Repertoriums (1832) sowie die grundlegende Erkenntnis des aus Arzneiprüfungen und klinischen Erfahrungen abstrahierbaren Arzneigenius, was ihm ermöglichte, mit dem „Therapeutischen Taschenbuch" eine völlig neue Zugangsart für das

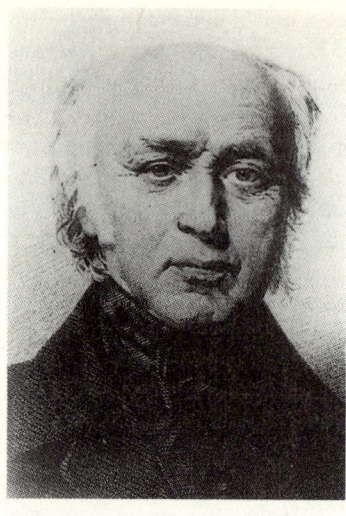

Abb 5: Clemens Maria Franz von Bönninghausen (1785–1864),
einflußreichster Wegbereiter der homöopathischen Praxis.

Arzneistudium und die Fallanalyse vorzulegen. Ferner brachte
er durch die konsequente Gliederung einer Krankensymptomatik in Haupt- und Nebensymptome Klarheit in die Art der
Mittelfindung. Darüber hinaus begründete er mit einer praxis-
relevanten Veröffentlichung 1836 die Lehre von den Arzneibeziehungen.

Erst in den letzten Jahren lernt die Homöopathie die Werke
dieses Meisters seines Faches wieder schätzen, die sich durch
Verläßlichkeit und Klarheit auszeichnen.

Nachdem hier Leben und Werk wesentlicher Persönlichkei-
ten aus den Anfängen der deutschen Homöopathie gestreift
wurden, soll im folgenden auf deren allgemeine Entwicklung
eingegangen werden. In der homöopathischen Ärzteschaft
wuchs der Wunsch nach Zusammenschluß unter einem Dach-
verband, um den fachlichen Austausch zu fördern und Kritikern gemeinsam begegnen zu können. So kam es am 10. 8.
1829 in Köthen zur Gründung des heutigen „Deutschen Zen-
tralvereins homöopathischer Ärzte", der mit Erscheinen des

ersten Heftes im Juli 1832 die „Allgemeine homöopathische Zeitung" als Verbandsorgan ins Leben rief. Sie ist gegenwärtig die zweitälteste, in ungebrochener Folge fortgesetzte medizinische Zeitschrift der Welt.

Im Januar 1833 war das erste homöopathisch geleitete Krankenhaus eröffnet worden. Leipzig schien als dessen Standort wegen der Nähe zu Hahnemanns Wohnsitz günstig. Allerdings entwickelten sich um diese Institution zwischen Hahnemann und seinen fortgeschrittenen Schülern auf der einen und denjenigen Kollegen, die sich noch auf halbem Weg zur Homöopathie befanden und in Leipzig Einfluß ausübten, auf der anderen Seite Differenzen, die den Anfang einer tiefen Spaltung der deutschen Homöopathie bildeten. Beide Seiten hatten in den Folgejahren ihre exponierten Vertreter, eigene Zeitschriften und Buchpublikationen.

Die genuine Homöopathie Hahnemanns verlor etwa ab Mitte des vergangenen Jahrhunderts immer mehr an Boden, so daß sich nur noch die von Hahnemann als Halbhomöopathie bezeichnete Verfahrensweise hielt. Letztere gab nach und nach die wesentlichen Prinzipien auf, verabschiedete die mühevolle Symptomenerhebung zugunsten fragwürdiger Vereinfachungen und wandte sich organpathologischen Ansätzen zu, was insgesamt zur Verflachung der deutschen Homöopathie führte. Davon beginnt sie sich erst wieder im letzten Viertel des 20. Jahrhunderts durch Rückbesinnung auf die sie tragenden Grundlagen zu erholen.

## 2. Zur internationalen Ausbreitung der Homöopathie

Im Ausland kam zuerst Österreich mit der Homöopathie in Berührung, wo der Stabsarzt M. Marenzeller (1765–1854) im Jahr 1815 auf das „Organon" stieß und bald darauf mit den damals geprüften wenigen Arzneien schon beachtliche Erfolge erzielte. Bis 1830 hatte die Homöopathie Dänemark, Italien, Ungarn, Rußland, Polen, die Vereinigten Staaten, Schweden, England, die Schweiz, Surinam und Belgien erreicht. Im folgenden Jahrzehnt gelangte sie nach Frankreich, Spanien,

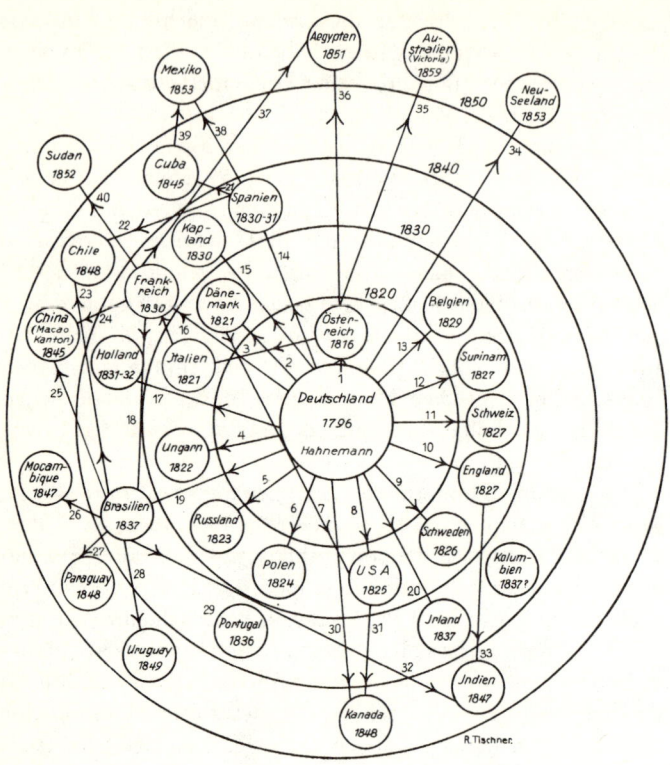

Die Namen der ersten Sendboten: 1 Mathias Marenzeller, 2 Lund,
3 Necher u. a., 4 J. v. Bakody, 5 Adam, 6 Bigel, 7 Gram, 8 Wesselhöft
(1828), Hering (1833), 9 Wahlenberg, 10 Quin, 11 Siegrist, 12 Hering,
13 van Moor, 14 Querol, Folch, 15 Philip, 16 Graf Des Guidi, 17 J.
Schönfeld, 18 Mure (1842) 19 Jahn (1837) 20 C. Luther, 21 J. Bramon,
22 Garcia, 23 Aug. Gusmao, 24 Lagrenée, 25 Yvan, Callery, 26 Montei-
ro, 27 Chedifer, 28 Korth, Estrazulas, Lopez, 29 F. G. Galvao,
30 v. Schrader, 31 Lancaster, 32 Nolasco, 33 S. S. Brooking, 34 Fischer,
35 v. Rochlitz, 36 v. Sonnenberg, 37 Mure, 38 R. Cormellas, J. M. Carbo,
39 Navarrette, 40 Mure.

Abb 6: Die Ausbreitung der Homöopathie,
dargestellt in der „Geschichte der Homöopathie" von Rudolf Tischner,
Leipzig 1939.

Holland, Brasilien, Portugal, Irland, Kolumbien und Indien. Mit Ausnahme der arabischen, afrikanischen und der meisten asiatischen Staaten, wo sie auch später nie eine nennenswerte Rolle spielte, hatte sie sich bis 1860 über die ganze Welt, sozusagen dem indogermanischen Sprachraum folgend, ausgedehnt.

Parallel zum Niedergang der Homöopathie in Deutschand begann sie in den Vereinigten Staaten zu wachsen. Eingeführt 1825 durch den dänischen Arzt H. B. Gram (1786–1840), breitete sie sich zunächst in New York, später in Philadelphia, dort besonders durch das Wirken von C. Hering, und bald über das ganze Land aus, gefördert vorwiegend durch deutsche Emigranten. In Allentown/Pennsylvania eröffnete 1835 die international erste homöopathische Lehreinrichtung ihre Pforten und brachte in den Folgejahren eine Reihe fähiger Praktiker hervor. In den nächsten Jahrzehnten kam es zur Gründung zahlreicher Colleges, in denen entweder von Studienbeginn an neben den medizinischen Grundlagenfächern Homöopathie gelehrt oder ein Aufbaustudium für bereits approbierte Ärzte angeboten wurde. Es entstand eine Vielzahl homöopathisch geführter Kliniken und Sanatorien, deren größte etwa eintausend Betten aufwiesen. Mehr als 250 verschiedene Zeitschriften allein im vergangenen Jahrhundert, eine unzählige Titel umfassende Fachliteratur, deren Anfänge auf Übersetzungen aus dem Deutschen zurückgingen, sowie homöopathisch-ärztliche Gesellschaften in jeder größeren Stadt zeugten von der Verbreitung der Homöopathie in der Neuen Welt ebenso wie das international größte Hahnemann-Denkmal, dessen Einweihung im Juni 1900 in Washington stattfand. Ihre Blütezeit endete dort etwa mit Beginn dieses Jahrhunderts, als verschiedene Umstände die Ausbildung von qualifiziertem Nachwuchs verhinderten.

Ein Land hat sich wie kein anderes zur Homöopathie bekannt, nämlich Indien. Sie scheint sowohl der Geisteshaltung der Bevölkerung besonders zu entsprechen als auch durch ihre geringen Kosten den Lebensumständen der Menschen entgegenzukommen. Heutzutage beherbergt das Land etwa 60

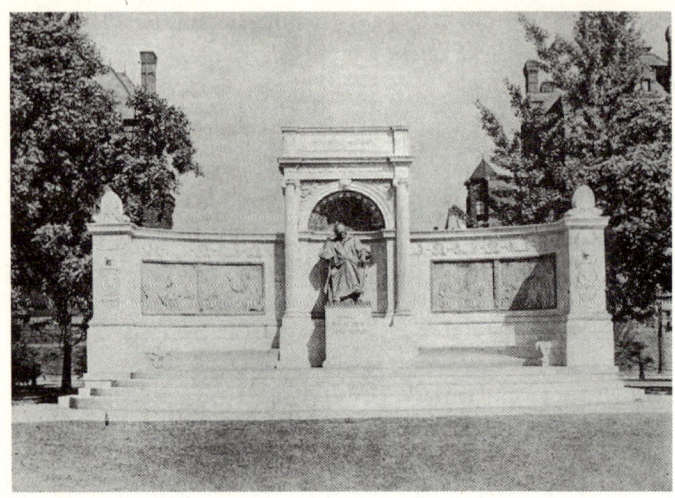
Abb. 7: Hahnemann-Denkmal in Washington, D.C.

homöopathische Colleges sowie eine bedeutende Zahl homöopathischer Krankenhäuser und Institute. Die Homöopathie ist
fester Bestandteil des indischen Gesundheitswesens und anderen Therapieverfahren gleichgestellt. Die Anfänge der indischen Homöopathie gehen wahrscheinlich auf das Jahr 1839
zurück, als J. M. Honigberger (1795–1869), ein Schüler Hahnemanns, das Land bereiste und einen Maharadscha erfolg-
reich behandelte.

Dieser knappe Streifzug durch die Homöopathiegeschichte
läßt schon vermuten, mit welcher Kraft sich die neue Heilmethode anschickte, die Welt zu erobern. Allerdings straft die
Entwicklung alle Prognosen des vergangenen Jahrhunderts
Lügen, denen zufolge die Homöopathie nun bald das global
dominante Therapieverfahren sein werde. Davon ist eine
durch rein naturwissenschaftliches Denken bestimmte Welt
weiter denn je entfernt.

# V. Verschiedenes

## 1. Arzneiherstellung

Die Herstellung homöopathischer Arzneien unterlag von Hahnemanns Zeiten bis zur Gegenwart einem Wandel innerhalb gewisser Grenzen. Im folgenden sollen diese eher geringfügigen Unterschiede zugunsten einer Darlegung des Prinzipiellen in den Hintergrund treten.

Die Ausgangssubstanzen entstammen im wesentlichen dem Pflanzen-, Mineral- oder Tierreich. Da die prozentualen Anteile der Pflanzeninhaltsstoffe abhängig von Wildwuchs- oder Kulturstandort differieren können, hat es sich bewährt, auch heute auf wildwachsende Pflanzen, wie bei den einstigen Erstprüfungen üblich, zurückzugreifen. Auch ist es zweckmäßig, sich genau derjenigen Anteile zu bedienen, beispielsweise Wurzel oder Samen beziehungsweise bei animalischen Substanzen Gift anstatt ganzem Tier (z.B. bei der Honigbiene), die auch ursprünglich Verwendung fanden. Nur so ist gewährleistet, daß die Arznei auch die aus den Prüfungen bekannten Heilkräfte zu entfalten imstande ist.

Von frischen Pflanzen lassen sich alkoholische Auszüge herstellen, die dann als Grundlage für die weitere Bereitung dienen. Allerdings erwies sich schon Hahnemann in späterer Zeit die Verreibung fast aller Ausgangsstoffe mit Milchzucker als das beste Verfahren. Zu diesem Zweck werden 60 Milligramm einer Ausgangssubstanz in einer Porzellananreibschale mit der hundertfachen Menge an Milchzucker schrittweise gemischt und während etwa einer Stunde von Hand verrieben. Das Ergebnis wird wegen des Verhältnisses von Ausgangssubstanz zu Milchzucker (1:100) als erste Centesimalverreibung oder kurz C 1 bezeichnet. Nun wird der gleiche Vorgang mit 60 Milligramm der C 1 und sechs Gramm Milchzucker wiederholt, wonach sich die C 2 ergibt. Diese verreibt man in gleicher Weise zur C 3 weiter. Von nun an sind selbst in rohem Zustand unlösliche Stoffe lösbar, wie Hahnemann entdeckte, so daß jetzt eine flüssige Weiterverarbeitung stattfinden kann.

Diese beginnt mit 60 Milligramm der C 3-Verreibung, die in hundert Tropfen eines Alkohol-Wassergemischs gelöst wird. Nach Verschluß der Flasche wird diese mehrfach – die Zahl variierte je nach Forschungsstand bereits bei Hahnemann erheblich – kräftig gegen eine elastische Vorlage geschlagen. Dieser Vorgang der Verdünnung im Verhältnis 1:100 und Verschüttelung, d.h. Potenzierung, wird nun solange unter Verwendung von einem Tropfen der zuletzt erreichten Potenz und 99 Tropfen Lösungsmittel sowie 26 Flacons fortgeführt, bis die Potenz C 30, die Hahnemann zu Therapiezwecken in erster Linie empfahl, erreicht ist.

Neben dieser Potenzstufe hat sich die Potenz C 200, zu deren Bereitung im Mehrglasverfahren 197 Fläschchen benötigt werden, eingebürgert. Die höchste, auf diese Weise entstandene Potenz war wahrscheinlich die C 1000, die zur letzten Jahrhundertwende in den USA regelmäßig angefertigt wurde.

Da diese Herstellungsmethode große Flaconzahlen verbrauchte – aus Furcht vor Mischmitteln wurde kein Fläschchen zweimal benutzt –, schlug S. N. von Korsakoff (1789–1853) bereits 1829–1832 das sogenannte Einglasverfahren vor. Der wesentliche Unterschied besteht darin, daß der gesamte Potenzierungsprozeß in einem Flacon stattfindet. Bei Entleerung des Gefäßes entsprechender Größe bleibt an der Wand genau ein Tropfen haften, mit dem unter Zugabe von 99 Tropfen eines Alkohol-Wassergemisches weiterpotenziert werden kann. Damit war auch der Weg gebahnt, verhältnismäßig mühelos höhere Potenzen, also über die C 30 beziehungsweise C 200 hinaus, herzustellen. Völlig unerwartet sah man von diesen erstaunliche Heilerfolge, so daß Forderungen nach noch höheren Potenzen laut wurden.

Diese griff der 1852 nach den USA emigrierte deutschstämmige homöopathische Arzt B. Fincke (1821–1906) auf und stellte 1869 den ersten Hochpotenzapparat vor. In den folgenden Jahrzehnten wurden weitere konstruiert, unter denen der von T. Skinner (1825–1906) 1878 entworfene herausragte.

Alle weisen einige Gemeinsamkeiten auf: die Verwendung eines einzigen Gefäßes für die Fertigung aller Potenzstufen einer Arznei; Wasser als Lösungsmittel; maschinelle Durchmischung beziehungsweise Verschüttelung; mechanische Zählwerke zur Registrierung der Potenzstufen.

Nach welchem Verfahren die Potenzierung auch immer vorgenommen wird, befeuchtet man nach Erreichen der gewünschten Potenz damit unarzneiliche Rohrzuckerglobuli, die in verschiedenen Abmessungen von Mohnsamen- bis Senfkorngröße gebräuchlich sind, und verwendet diese nach ihrer Trocknung.

In seinen letzten Lebensjahren schuf Hahnemann mit den sogenannten Q- oder Fünfzigtausenderpotenzen noch eine andere Potenzreihe. Auch bei ihr bildet die dritte Centesimalverreibung den Ausgangspunkt, wonach dann die Potenzierung jedoch unter ständigem Wechsel des Verdünnungsmediums, das einerseits aus einem Alkohol-Wassergemisch und andererseits aus Rohrzuckerglobuli besteht, im Verhältnis 1:50000 erfolgt, wobei jede Stufe einhundert Schüttelschläge erhält.

Angeregt durch C. Hering und B. A. Vehsemeyer (1807–1871) entstanden in den Jahren 1834–1836 nach der Dezimalskala (1:10) gefertigte D-Potenzen, deren Herstellung in sonstiger Hinsicht mit der von C-Potenzen übereinstimmt.

Abschließend sei noch bemerkt, daß die Ausgangssubstanzen homöopathischer Arzneien nicht selten starke Gifte darstellen, wie sie die Medizin zur Zeit Hahnemanns benutzte, und die er anfänglich prüfte. Aber es finden auch Stoffe Verwendung, die im Rohzustand weitgehend unarzneilich sind, z.B. Gold oder Kieselsäure. Hier erschließt erst die spezielle Bereitungsart, das Verreiben und Potenzieren, die bedeutenden Heilkräfte dieser Mittel.

## 2. Ausklang

Oben wurde bereits der Aspekt der Nebenwirkungsfreiheit kurz erwähnt. (vgl. Kap. II. 8) Diese Problematik, daß Medikamente in der üblichen therapeutischen Dosierung neben ihren erwünschten auch unerwünschte Erscheinungen hervorbringen können, führt die naturwissenschaftliche Medizin seit jeher in ihrem Geleitschatten. Wem wären nicht die routinemäßig verteilten Vorschußlorbeeren für ein neues Präparat bekannt, das stillschweigend, sobald sich seine schädlichen Einflüsse herausgestellt haben, aus dem Verkehr gezogen wird? So gehören Nebenwirkungen *regelmäßig* und statistisch nachweisbar zu den Resultaten ihres Handelns. Anders in der Homöopathie: Hier kommt es in *seltenen* Fällen und auch nur bei außerordentlich empfindlichen Kranken zu dem schon vorher beispielhaft erwähnten Sichzeigen vereinzelter Symptome, die den Patienten nie gefährden und in jeglicher Hinsicht folgenlos abklingen. (vgl. Kap. II. 8) Der Patient entwickelt hier quasi ein Arzneiprüfungssymptom, wie sie die Probanden in größerer Zahl und Intensität im Rahmen kontrollierter Arzneiversuche mit stärkerer Dosierung an sich beobachten. Die homöopathische Behandlungsmethode kann daher mit vollem Recht für sich Nebenwirkungsfreiheit in Anspruch nehmen. So gelangt sie unschädlich für Mutter und Kind beispielsweise auch in der Schwangerschaft zum Einsatz, wie sich in zwei Jahrhunderten herausstellte.

Bei der Erörterung der für die Ablehnung der Homöopathie maßgeblichen Gründe wurden die Angst vor Ansehensverlust sowie die Verstrickung im naturwissenschaftlichen Denken benannt. Aber noch ein dritter Umstand verhindert, daß die Homöopathie die ihr gebührende Stellung in der effizienten und humanen Gesundheitsversorgung der Bevölkerung einnimmt, nämlich ihre Kostengünstigkeit. Was allein die pharmazeutische Industrie an Einbußen hinnehmen müßte, wenn die Homöopathie auf breiter Front zum Einsatz gelänge, läßt sich unschwer errechnen. Da die Domäne der Homöopathie in der Sanierung chronischer Krankheiten besteht, würde die Auslastung von Krankenhäusern und Kurkliniken ebenso sinken wie die Konsultationshäufigkeit apparativer Diagnostik, wodurch weitere Wirtschaftszweige tangiert wären. Kurzum: Fast alle im Gesundheitswesen Beschäftigten müßten Einkommensverluste fürchten, einschließlich der Krankenkassen, die bei reduziertem Beitragsaufkommen gezwungen wären, Personal abzubauen.

So diktieren selbst in diesem, den Menschen oft zentral berührenden Lebensbereich der Gesundheit, kommerzielle Erwägungen die Vorgehensweise. Auch deshalb verhallen Forderungen der homöopathischen Ärzteschaft nach Lehrstühlen und Instituten, die der Verbreitung der Homöopathie Vorschub leisten würden, ungehört. Wie lange sich Politiker hier noch der Verantwortung entziehen können, wird die Zukunft zeigen. Die bei immer mehr Menschen beginnende Verweigerungshaltung hinsichtlich der Medizintechnik sowie die zunehmende Gründung von Selbsthilfegruppen könnte den Aufmerksamen unter ihnen schon als erstes Anzeichen eines Umdenkens der Bevölkerung dienen. Letzteres wird in jüngerer Zeit noch durch das deutlicher zutagetretende Mißverhältnis zwischen Kosten und Nutzen der naturwissenschaftlichen Medizin begünstigt.

An dieser Stelle sei noch darauf hingewiesen, daß sich Patienten in der Regel erst nach erfolglos verlaufener naturwissenschaftlich-medizinischer Behandlung einem homöopathischen Arzt anvertrauen und dann auch bereit sind, die Kosten für die nicht selten privatärztliche Betreuung zu tragen. Dieses Opfer gesetzlich versicherter Patienten mag als zusätzliches Anzeichen dafür gelten, welche Erfolgschancen der Homöopathie seitens der Bevölkerung eingeräumt werden.

Dem weiter interessierten Leser seien an dieser Stelle noch zwei Abhandlungen empfohlen, die sich eignen, die grundlegenden Ausführungen des zweiten Kapitels zu vertiefen: Fräntzki, E., „Die Idee der Wissenschaft bei Samuel Hahnemann", Heidelberg 1976, und Klunker, W., „Heilkunde unter dem Anspruch von Gewißheit", in: Ztschr. f. klass. Homöop. 40 (1996) 185–194.

Zum Abschluß mögen besonders den ärztlichen Kollegen unter den Lesern die schwerwiegenden Worte Heideggers als Aufruf zur Besinnung dienen: „Es ist die höchste Not, daß es *denkende* Ärzte gibt, die nicht gesonnen sind, den wissenschaftlichen Technikern das Feld zu räumen." (ZS, S. 134)

# VI. Glossar

*Anamnese:* Griech. anámnesis „Erinnerung, der Rückgang auf das schon Gewesene"; Erhebung der zurückliegenden, abgeschlossenen Erkrankungen

*Angina pectoris:* Brustenge; Schmerzen im Brustkorb, meist hinter dem Brustbein, die ausstrahlen, oft von Atemnot und Todesangst begleitet werden

*Arzneibeziehungen:* Sammelbegriff für alle Arten von Symptomenverwandtschaften unter den Arzneien

*Arzneigenius:* In der Arzneiprüfung gewonnene und durch klinische Erfahrungen bestätigte Empfindungen oder Modalitäten, die sich in gleicher Weise durch verschiedene Leibesbereiche ziehen

*Chronische Krankheit:* Erkrankung, die nicht von selbst ausheilt; Gegensatz zu akuter Krankheit, die mit Heilung oder Tod endet

*Cortison:* In der Nebennierenrinde gebildetes Hormon, das (synthetisch hergestellt) die naturwissenschaftliche Medizin zur palliativen Behandlung vieler Erkrankungen benutzt

*Dispensierfreiheit:* Recht des Arztes, seine Arzneien selbst anzufertigen und an Patienten abzugeben

*Folgemittel:* Spezielle Art der Arzneibeziehung, wobei ein bestimmter Kreis an Mitteln nach einer Arznei, die dem Patienten schon erheblich geholfen hat, in Betracht kommt

*Loschmidtsche Zahl:* Die in Gramm ausgedrückten Atommassenzahlen eines Elementes enthalten stets die gleichen Zahlen von Atomen, nämlich $6{,}022169 \times 10^{23}$

*Materia medica homoeopathica:* Gesamtbestand der Symptome aller in der Homöopathie gebräuchlichen Arzneien

*Morbus Crohn:* Chronisch-entzündliche Darmerkrankung, die hauptsächlich in (blutig-schleimigen) Durchfällen und Bauchschmerzen besteht

*Nebenerscheinungen:* Symptome, die sich während der kurativen homöopathischen Arzneitherapie bei empfindlichen Kranken gelegentlich zeigen

*Nebenwirkungen:* Bezeichnung der naturwissenschaftlichen Medizin für im Zuge der medikamentösen Behandlung unerwünscht, statistisch sicherbar auftretende Beschwerden

*Neurodermitis:* Weit verbreitete chronische Hauterkrankung mit Rötung, Trockenheit, Krustenbildung und Jucken der Haut, bevorzugt an Gelenkbeugen, im Gesicht und am Hals

*Palliativ:* Therapiemaßnahme, die ein Leiden für kürzere oder längere Zeit in Grenzen hält, beschwichtigt, ohne eigentlich zu heilen

*Placebo:* Latein. „ich werde gefallen"; Scheinarznei

*Psora:* Griech. „Krätze"; Sammelbezeichnung Hahnemanns für alle nicht-venerischen chronischen Krankheiten

*Repertorium:* Verzeichnis der Symptome, hinter denen die entsprechenden Mittel genannt werden; quasi Umkehrung der Arzneimittellehre

*Signatur:* Bezeichnet hier einen Analogieschluß, z.B. daß ein gelbgrüner Pflanzensaft aufgrund seiner der Gallenflüssigkeit ähnlichen Farbe bei Gallenleiden helfen könne

*Streptokokkeninfekt:* Kausaltheoretische Rückführung einer Krankensymptomatik auf bestimmte Bakterien, hier sogenannte Streptokokken

*Vitalismus:* Weltanschauung, die als Erklärung der Lebenserscheinungen eine Lebenskraft annimmt

*Zwischenmittel:* Arznei, die selbst keine Beschwerdebesserung hervorbringt, aber zwischen den Gaben des gleichen chronischen Mittels verabreicht wird, um damit dessen Heilvermögen besser zu entfalten

# VII. Literatur

Antihomöopathisches Archiv 1 (1834).

Ackerknecht, E. H. Geschichte der Medizin. Hrsg. A. H. Murken. 7. Aufl. Stuttgart 1992. ([1]1959)

Baumann, J. F. Das alte und neue Heilverfahren. Memmingen 1857.

Bezirksärztekammer Koblenz. Informationsrundschreiben 1994.

Bier, A. Wie sollen wir uns zu der Homöopathie stellen? In: Planer, R. Der Kampf um die Homöopathie. Leipzig 1926.

Bönninghausen, C. v. Die Aphorismen des Hippokrates. Leipzig 1863. (AHP)

Bönninghausen, C. v. Die homöopathische Behandlung des Keuchhustens. Münster 1860. (KEU)

Bönninghausen, C. v. Therapeutisches Taschenbuch. Münster 1846. (TB)

Boger, C. M. Boenninghausen's Characteristics and Repertory. Revised Edition. Bombay 1937 ([1]1905).

Bürkner, K. Journalistik. Allgemeine Homöopathische Zeitung, 37 (1849), 283–288, 313–320.

Cullen, W. Abhandlung über die Materia medika. Übers. S. Hahnemann. Bd. II. Leipzig 1790.

Diepgen, P. Geschichte der Medizin. II. Bd., I. Hälfte. 2. Aufl. Berlin 1959 ([1]1951).

Haehl, R. Samuel Hahnemann. Bd. I–II. Leipzig 1922.

Hahnemann, S. Die chronischen Krankheiten. Bd. I–V. 2. Aufl. Dresden, Leipzig u. Düsseldorf 1835–1839 ([1]1828–1830). (CK)

Hahnemann, S. Kleine medizinische Schriften. Hrsg. E. Stapf. Bd. I–II. Dresden u. Leipzig 1829. (KMS)

Hahnemann, S. Organon der rationellen Heilkunde. Dresden 1810. (ORG I)

Hahnemann, S. Organon der Heilkunst. Hrsg. R. Haehl. 6. Aufl. Leipzig 1921. (ORG VI)

Hahnemann, S. Reine Arzneimittellehre. Bd. I. Dresden 1811. (RA)

Hahnemann, S. Reine Arzneimittellehre. Bd. II. Dresden 1816. (RA)

Hahnemann, S. Reine Arzneimittellehre. Bd. III. Dresden 1817. (RA)

Hahnemann, S. Reine Arzneimittellehre. Bd. I. 3. Aufl. Dresden u. Leipzig 1830. (RA)

Happle, R. Die unerträgliche Leichtigkeit der Homöopathie – Notizen zur „Marburger Erklärung". H+G Zeitschrift für Hautkrankheiten 68 (1993) 701–704.

Heidegger, M. Sein und Zeit. 15. Aufl. Tübingen 1984 ([1]1926). (SZ)

Heidegger, M. Zollikoner Seminare. Hrsg. M. Boss. Frankfurt 1987. (ZS)

Helfer, O. u. R. Winau. Männer und Frauen der Medizin. 6. Aufl. Berlin. New York 1986.

Hering, C. Medizinische Schriften. Hrsg. K.-H. Gypser. Bd. I–III. Göttingen 1988. (MS)

Hering, C. The Guiding Symptoms of Our Materia Medica. Vol. I–X. Philadelphia 1879–1891. (GS)

Hopff, W. H. Homöopathie – kritisch betrachtet. Stuttgart, New York 1991.

Keller, Georg von. Symptomensammlungen homöopathischer Arzneimittel. Heft 13 – Ignatia. Heidelberg 1985. (K)

Kent, J. T. Repertory of the Homoeopathic Materia Medica. 6th Edition. Chicago 1957 ([1]1897–1899).

Klunker, W. Die Homöopathie und das Rechnen. Zeitschrift für Klassische Homöopathie 34 (1990) 185–189.

Kottwitz, F. Clemens Maria Franz von Bönninghausen. Med. Diss. Berlin 1983.

Lieth, B. v. Therapeutische Taschenkartei. Hamburg o. J.

Martini, P. Homöopathie und Wissenschaft. Deutsche Homöopathische Monatsschrift 10 (1959) 541–554.

Prokop, O. u. L. Homöopathie und Wissenschaft. Stuttgart 1957.

Schott, H. Die Chronik der Medizin. Dortmund 1993.

Tischner, R. Geschichte der Homöopathie. Leipzig 1939.

Villers, (o. V.) Drei Briefe Hahnemanns. Populäre Zeitschrift für Homöopathie, 11 (1880) 45–49.

Watzke, P. A. Das Kochsalz. Österreichische Zeitschrift für Homöopathie, 4 (1848) 5–256.

# VIII. Abbildungsverzeichnis

Abb. 1: Aus: Hahnemann, S.: Organon der Heilkunst, 3. Aufl. Dresden 1824

Abb. 2: Aus: Tischner, R.: Geschichte der Homöopathie, Leipzig 1939, S. 422

Abb. 3: Aus: Tischner, R.: Geschichte der Homöopathie, Leipzig 1939, S. 422

Abb. 4: Privatbesitz

Abb. 5: Privatbesitz

Abb. 6: Aus: Tischner, R.: Geschichte der Homöopathie, Leipzig 1939, S. 722

Abb. 7: Aus: Bittinger, B. F.: Historic Sketch of the Monument Erected to the Honor of Samuel Hahnemann, Washington D.C. 1900, S. 7

# IX. Personenregister

# X. Sachregister

# Medizin bei C. H. Beck

*Mirko D. Grmek (Hrsg.)*
## Die Geschichte des medizinischen Denkens
Antike und Mittelalter
Übersetzt von Corinna Fiedler, Ingrid Lent,
Francisca Loetz und Michael Quick.
Bearbeitung der Anhänge für die deutsche Ausgabe
von Susanne Dietrich.
1996. 520 Seiten. Leinen

*Robert Jütte*
## Geschichte der Alternativen Medizin
Von der Volksmedizin zu den unkonventionellen Therapien von heute
1996. 341 Seiten mit 16 Abbildungen. Leinen

*Robert Jütte*
## Wege der Alternativen Medizin
Ein Lesebuch
1996. 229 Seiten mit 7 Abbildungen. Paperback
(Beck'sche Reihe Band 1171)

*Martin Dinges (Hrsg.)*
## Weltgeschichte der Homöopathie
Länder – Schulen – Heilkundige
1996. 445 Seiten mit 43 Abbildungen. Gebunden

*Dietrich von Engelhardt/Fritz Hartmann (Hrsg.)*
## Klassiker der Medizin
Band 1: Von Hippokrates bis Christoph Wilhelm Hufeland
Band 2: Von Philippe Pinel bis Viktor von Weizsäcker
Zusammen 928 Seiten. Leinen

*Wolfgang U. Eckart/Christoph Gradmann*
## Ärztelexikon
Von der Antike bis zum 20. Jahrhundert
1995. 426 Seiten. Paperback
(Beck'sche Reihe Band 1095)

# Medizin bei C.H.Beck

*Ivan Illich*
Die Nemesis der Medizin
Die Kritik der Medikalisierung des Lebens
Aus dem Englischen von Thomas Lindquist und Johannes Schwab
4., überarbeitete und ergänzte Auflage. 1995.
319 Seiten. Paperback
(Beck'sche Reihe Band 1104)

*Michael Wirsching*
Psychosomatische Medizin
Konzepte – Krankheitsbilder – Therapien
1996. 118 Seiten. Paperback
(C.H.Beck Wissen in der Beck'schen Reihe, Band 2027)

*Thomas Schlich*
Transplantation
Geschichte, Medizin, Ethik der Organverpflanzung
118 Seiten mit 3 Abbildungen. Paperback
(C.H.Beck Wissen in der Beck'schen Reihe, Band 2096)

*Hans-Uwe Simon*
Asthma
Ursachen und Therapien
104 Seiten mit 13 Abbildungen und 5 Tabellen. Paperback
(C.H.Beck Wissen in der Beck'schen Reihe, Band 2095)

*Paul U. Unschuld*
Chinesische Medizin
1997. 136 Seiten mit 11 Tabellen und Diagrammen. Paperback
(C.H.Beck Wissen in der Beck'schen Reihe, Band 2056)

*Heinrich Zankl*
Genetik
Von der Vererbungslehre zur Genmedizin
Etwa 110 Seiten mit 26 Abbildungen und 1 Tabelle. Paperback
(C.H.Beck Wissen in der Beck'schen Reihe, Band 2094)